ÉTUDES

SUR LES

EAUX MINÉRALES

DE L'AUVERGNE ET DU BOURBONNAIS,

– Par V. NIVET,

Professeur adjoint à l'Ecole préparatoire de médecine et de pharmacie de Clermont ;
ancien interne en médecine, en chirurgie et en pharmacie des hôpitaux de Paris,
membre de l'Académie des sciences, belles-lettres et arts de Clermont, membre ho-
noraire de la Société anatomique, membre correspondant de la Société médicale
d'Emulation, de la Société médicale du Temple, etc.

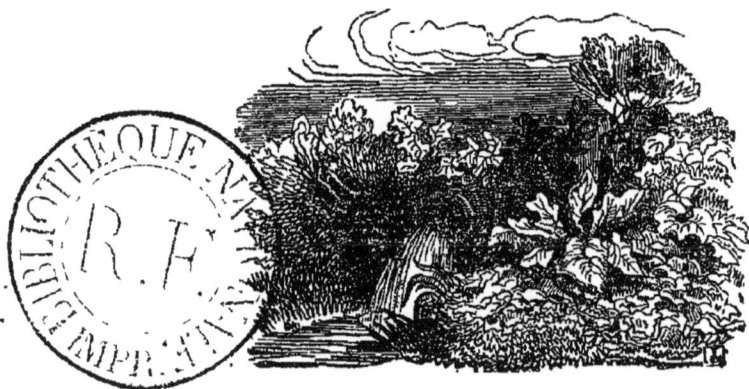

CLERMONT,

IMPRIMERIE DE THIBAUD-LANDRIOT FRÈRES

Libraires, rue Saint-Genès, 10.

—

1850.

TABLE ANALYTIQUE.

ÉTUDES

SUR

LES EAUX MINÉRALES

DE L'AUVERGNE ET DU BOURBONNAIS.

CHAPITRE PREMIER.

NOTIONS GÉOLOGIQUES PRÉLIMINAIRES.

Parmi les sciences naturelles qui ont permis de soulever en partie le voile mystérieux qui nous cache l'origine et la formation des eaux minérales, il faut placer au premier rang la géologie, cette science féconde que l'on traite quelquefois de chimère, pendant que l'on accepte comme vraies les merveilleuses légendes de nos anciens chroniqueurs.

Pour nous, qui avons foi dans la géognosie, nous croyons bien faire en commençant notre travail par

1

une étude succincte des faits qui peuvent éclairer la théorie des sources salines, acidules et thermales du centre de la France.

L'exposé de notre système géologique sera très-court : nous citerons les phénomènes principaux et nous renverrons les incrédules aux ouvrages de MM. Hutton (1), H. Lecoq et Bouillet (2), Elie de Beaumont et Dufrenoy (3).

Parmi les naturalistes modernes, les uns ont établi leurs systèmes sans se préoccuper de la traduction française de l'ancien Testament, que leurs hypothèses heurtaient de front; les autres, et parmi eux l'on remarque Cuvier, Duluc, de Frayssinous, Willam Bukland, l'abbé Rohrbacher et presque tous les savants anglais, piémontais et écossais, ont cru nécessaire de faire concorder les découvertes modernes avec la Bible. En consultant le texte primitif, ils ont reconnu que l'expression *yome* (époque, période) a été remplacée à tort, dans nos traductions françaises, par le mot *jour* dont la signification est

---

(1) Voyez l'histoire de la terre de M. Félix de Boucheporn, p. 212.

(2) Itinéraire du Puy-de-Dôme, et Vues et coupes des principales formations géologiques du département du Puy-de-Dôme.

L'un de ces auteurs, M. H. Lecoq, professeur d'histoire naturelle à Clermont, a bien voulu nous aider de ses conseils quand nous avons rédigé le premier chapitre de cet ouvrage.

(3) Explication de la carte géologique de France. Paris,1841.

beaucoup trop restreinte. En rendant à l'équivalent du mot hébreux le sens vague et indéterminé qu'il présente dans la Genèse, les objections faites à la géologie par certains catholiques, restent sans valeur (1).

Il ne faut pas avoir fait des études bien sérieuses en géognosie pour savoir que l'âge relatif des terrains de sédiment, et le moment de la sortie des matières d'origine ignée, se détermine en consultant leur ordre de superposition. Les plus récents recouvrent ceux qui existaient avant eux à la surface du globe. Ce moyen de détermination ne s'applique évidemment pas aux roches plutoniques et vulcaniennes intercalées; aux filons métallifères et aux cristaux qui tapissent certaines fentes. Citons quelques exemples : De l'eau tenant en dissolution des acides sulfureux ou sulfurique, a pu arriver dans les fissures du calcaire lacustre et former du gypse plus récent que le terrain où il est placé; pendant les éruptions volcaniques, des vapeurs sèches ou humides se sont sublimées et ont recouvert de cristaux les interstices des laves, des trachytes, des domites, etc...; la superposition ne peut point indiquer leur degré d'ancienneté. Enfin, les eaux minérales ont abandonné un troisième ordre de sédiments, les uns

_____

(1) Ce passage est extrait d'une note fort bien faite qui nous a été communiquée par un jeune ecclésiastique de nos amis, l'abbé Tapon.

très-anciens, les autres contemporains, mais tous plus modernes que les terrains dont ils ont comblé les interstices.

Pour mettre un peu d'ordre dans les généralités qui vont suivre, nous établirons plusieurs divisions arbitraires où seront groupées les formations qui ont eu lieu à peu près aux mêmes époques.

PREMIÈRE PÉRIODE.

Terrains primordiaux.

Nous ne savons si le globe a été primitivement réduit à l'état gazeux, et nous n'avons point le loisir de discuter cette question; mais nous sommes obligé d'admettre qu'avant le temps où les roches granitiques se sont solidifiées, la terre était en pleine fusion (1). On ne peut expliquer autrement la forme cristalline des divers éléments qui les composent.

Certains granits, les gneiss, les stéaschistes et les micaschistes (2) se sont probablement refroidis en

---

(1) « Par des mesures directes faites à la surface de la terre, on a pu arriver à la détermination de l'aplatissement que présente la sphère terrestre vers les pôles, et on a reconnu que la terre avait précisément la forme qu'aurait prise une masse fluide douée d'un mouvement de rotation autour d'un axe; on a donc dû supposer que la terre avait été primitivement fluide. » (Boulanger, page 11.)

(2) La texture particulière de ces trois dernières roches est due à l'action combinée du feu et de l'eau. (H. Lecoq.)

premier lieu. Ils constituent d'après cela la couche la plus ancienne du globe.

Pendant les périodes suivantes, les roches d'épanchement remplissent les fentes de cette croûte, et plusieurs d'entre elles ayant dépassé son niveau, ont jailli à sa surface et ont donné naissance à des coulées ou à des éminences. L'étendue et la hauteur de ces productions sont très-variables.

Dejà des enfoncements sillonnent la terre ou se manifestent à la suite des grands soulèvements. Ces enfoncements reçoivent successivement les terrains de sédiment, les alluvions, les coulées, les ponces, les cendres et les scories des volcans anciens et modernes.

Si à la fin de cette période nous cherchons à déterminer quelle est la forme de la Basse-Auvergne, nous voyons à l'est et à l'ouest deux plateaux ondulés, et au centre une dépression qui portera plus tard le nom de Limagne. Ce bassin deviendra plus profond et plus large après le soulèvement des montagnes qui sont à l'Orient et à l'Occident. La présence dans la Limagne de terrains secondaires ou tertiaires, plus anciens que les coulées de basaltes et de laves, sont à nos yeux des raisons suffisantes pour justifier cette assertion.

Une vallée plus étroite mais fort longue existe sur le plateau occidental, elle court du sud-sud-ouest au nord-nord-ouest. Elle commence sur le territoire du

Cantal, traverse les cantons de Bourg-Lastic, d'Herment, de Pontaumur, de Saint-Gervais et de Montaigut, et se prolonge dans le département de l'Allier (Baudin). Cette vallée a reçu des dépôts considérables de houilles; nous en reparlerons plus loin.

DEUXIÈME PÉRIODE.

Terrains d'éjection ou plutoniques; terrains houillers; arkoses métamorphiques.

La surface du globe, en passant à l'état solide, a éprouvé un retrait considérable; elle ne peut plus contenir le noyau qu'elle recouvre; elle se crevasse, et les *failles* sont remplies par les matières fondues de l'intérieur. Mais d'autres causes ont contribué et contribuent encore aujourd'hui à faire jaillir ces matières. Ce sont : l'oxidation des corps simples et binaires placés au centre de la terre et les substances gazeuses qui se produisent durant cette oxidation.

Les failles ou fentes que nous venons de signaler, ne sont pas toutes de même grandeur; aussi les produits qui s'y engagent sont-ils de formes très-diverses. Tantôt ce sont des filons linéaires ou étroits qui dérangent très-peu les couches voisines; tantôt ce sont des masses considérables de pierres liquides qui se précipitent avec violence dans une fente plus large et soulèvent ses bords. Un mouvement de bascule est le résultat de ces éruptions. Les parties de l'écorce primitive qui circonscrivent la faille et qui forment le bord du cratère ou de la ligne de soulèvement sont exhaussées, et une brisure se fait vers l'extrémité inférieure du levier que représente la partie de l'écorce terrestre relevée. Dans cet endroit, le sol peut rester immobile ou s'abaisser. Deux ordres de failles et des fissures intermédiaires ont été ainsi créés. Les failles supérieures s'ouvrent sur les plateaux et les montagnes, les inférieures occupent les vallées et les bords ou le fond des bassins. Ces failles et ces fissures peuvent être incomplétement bouchées par suite du retrait de la roche sortie en dernier lieu. Nous insisterons plus loin sur les conséquences de ce fait géologique.

C'est pendant cette période que se sont élevées les montagnes du Forez (1). C'est sans doute aussi dans le même temps que la grande vallée de l'Allier est devenue plus profonde ; que le petit bassin du Livradois a été creusé, et que les plateaux occidental et central se sont exhaussés. Nous rapporterons à cette époque l'issue des granits postérieurs, des porphyres, des phyllades, des trappites, des schistes argileux, des protogynes, des diorites, des eurites, des calcaires saccharoïdes, des quartz et des amphibolites. Ces ter-

---

(1) La montagne granitique de Pierre-sur-Haute atteint 1646 mètres d'élévation. Elle domine tout le reste de la chaîne du Forez.

rains peuvent se présenter à l'état de roches subor-
données ou se développer, comme le disent les géologues, en formations indépendantes.

La période plutonique n'est point encore achevée,
et déjà un long espace de temps s'est écoulé depuis
la création du globe, car il est suffisamment refroidi
pour permettre aux eaux de séjourner et aux végétaux de croître à sa surface.

Les deux grandes vallées de la Limagne et du
plateau occidental sont submergés. Les pluies ont
déjà altéré les couches superficielles de la terre, et
cette altération a donné naissance à des détritus où
végètent des fougères, des équisetum et d'autres
plantes monocotylédones monstrueuses qui ont laissé
leurs empreintes dans les schistes houillers. Des pois-
sons et des animaux inférieurs habitent les lacs ou
leur voisinage. Bientôt de vastes inondations entraînent les débris de ces êtres organisés au fond des
bassins immergés, où ils s'accumulent, pourrissent
sous l'influence d'une température élevée et d'une
haute pression et se transforment en charbon de terre ;
les terrains cristallisés fournissent les éléments des
grés et des schistes.

A Brassac, des assises nombreuses se sont déposées lorsqu'un filon de porphyre, sur lequel M. Baudin a appelé l'attention des naturalistes, fait éruption
et vient s'épancher sur les houilles déjà formées. Des
couches de charbon de terre plus récentes et moins

dures que les premières, surmontent cette roche qui, sur certains points, a près de trente pieds d'épaisseur.

Indépendamment de cette coulée, on voit d'autres filons de même espèce qui ont traversé et dérangé les couches du bassin, et autour d'eux la houille altérée a perdu son bitume et ses autres principes volatils (1).

La présence de ces porphyres démontre d'une manière certaine que les formations houillères sont contemporaines des derniers temps de la période plutonique.

La basse Limagne étant plus étendue que la Limagne supérieure, les matières inorganiques y prédominent : aussi les arkoses métamorphiques et les argiles bitumineuses y remplacent-elles probablement les dépôts houillers. Ce qu'il y a de certain, c'est que, à la profondeur de 110 ou 115 mètres, on a retiré du puits artésien de Vesse, près Vichy, des argiles tellement imprégnées de bitume, qu'après avoir été desséchées, on a pu facilement les faire brûler. (Communication orale de M. Brosson.)

Si l'on admet que l'Allier était jadis un grand fleuve, on peut supposer, en outre, qu'une partie des débris organiques a été entraînée dans la mer.

Nous devons ajouter que des arkoses métamor-

_____

(1) **Dufrenoy et Elie de Beaumont**, *loc. cit.*, page 648, t. 1.

phiques, bien caractérisées, forment toute la partie occidentale du puy de Chateix (près de Royat). Cette montagne offre du côté de l'ouest des couches relevées, séparées par des fentes verticales dans lesquelles se sont accumulés des filons de baryte, des brèches ou des grès d'origine plus récente.

Du côté sud-est on retrouve les véritables arkoses tertiaires avec leurs assises obliques ou horizontales ; elles sont recouvertes par des argiles verdâtres et des sables.

TROISIÈME PÉRIODE.

Trachytes, domites et phonolites ; terrains tertiaires.

Les trachytes et les domites ont succédé, sans ligne de démarcation, aux porphyres et aux amphibolites. Les coulées les plus anciennes se sont fait jour vers la fin de la période tertiaire.

Plusieurs éruptions ont eu lieu successivement. D'abord, la grande faille du plateau occidental qui court du nord au midi et dont les cônes volcaniques des monts Dômes et les pics du Mont-d'Or marquent la direction, s'entr'ouvre pour laisser sortir vers le nord les domites, vers le sud de vastes coulées de trachytes et des amas de ponces et de cinérites. Ces terrains s'épanchent nécessairement sur les parties déclives des plateaux. Les assises des trachytes ne sont pas toutes de même âge : à certains endroits, en effet, deux ou trois couches de cette roche sont superposées et des conglomérats les séparent (1).

Plus tard, des diks de même nature percent les coulées qu'elles soulèvent en sortant. C'est alors, telle est au moins notre opinion, que se sont élevées les montagnes les plus considérables des monts d'Or, et peut-être aussi quelques-uns des puys des monts Dômes (2).

Les phonolites ont paru après les trachytes. L'espace qu'ils occupent est très-limité, leur élévation est peu considérable, leur sortie n'a pas dû occasionner des dérangements importants.

Ces roches·se séparent facilement en lames minces, avec lesquelles on prépare des espèces d'ardoises.

Les terrains tertiaires se composent de couches superposées, d'âges différents.

L'étage inférieur comprend les argiles et les arkoses tertiaires ; l'étage moyen les calcaires marneux ; l'étage supérieur les alluvions sous-jacentes aux basaltes.

La disposition des terrains tertiaires et les débris qu'ils contiennent prouvent, d'une manière évidente, qu'ils se sont déposés dans un bassin immergé ; aussi,

---

(1) Escarpement de la grande cascade du Mont-d'Or.

(2) Plusieurs puys de la chaîne des monts Dômes et quelques plateaux du groupe des monts d'Or ont été exhaussés pendant la période volcanique moderne.

tous les géologues sont-ils d'accord sur ce fait. Mais les uns supposent que, durant la période tertiaire, la mer s'est avancée jusqu'au pied des montagnes de l'Auvergne, ce qui est inadmissible, car on ne trouve aucun animal marin au milieu des sédiments tertiaires de ce bassin ; les autres pensent qu'il existait du côté de Moulins un barrage naturel qui transformait les parties les plus basses du département du Puy-de-Dôme en un grand lac. L'abbé Ordinaire prétend que ce barage était placé auprès de Creusier-le-Vieux et de Saint-Germain-des-Fossés. M. Boulanger délimite la Limagne ainsi que nous allons le dire : A l'ouest et à l'est s'élèvent les collines, les plateaux et les montagnes formées par les terrains cristallisés ; *quant à la limite nord, elle est moins bien nettement dessinée ; cependant, au Veurdre, on voit que des deux côtés de l'Allier les roches calcaires sont près de se réunir. Sans doute elles bornaient le lac de ce côté* (1).

Enfin, M. Lecoq pense que primitivement l'Allier a pu être un grand fleuve, semblable à la rivière des Amazones, et que l'existence d'une digue vers le nord n'est pas nécessaire pour expliquer la formation des terrains de sédiment de la Limagne.

Le fait le plus important à savoir, et personne ne

---

(1) Il s'agit des calcaires de l'époque secondaire. (Boulanger, page 203.)

le nie , c'est que la Limagne a été recouverte pendant les périodes secondaire, tertiaire et basaltique par des eaux qui n'étaient pas celles de la mer, et que ces eaux s'élevaient à cinq ou six cents mètres au-dessus du niveau actuel de l'Océan (1), et à près de trois cents mètres au-dessus des basses eaux de l'Allier.

La surface de la terre étant plus chaude qu'aujourd'hui, les eaux pluviales, très-abondantes, agissent sur les roches cristallisées avec une grande énergie. Le feldspath est réduit à l'état de kaolin et se mélange aux grains de quartz des gneiss et des granits et au fer du mica, pour donner naissance aux argiles finement pulvérisées de l'époque tertiaire. Ces débris des terrains primitifs et plutoniques sont entraînés dans le lac d'Allier. Les parties les plus pesantes s'arrêtent sur les bords, où les ramènent d'ailleurs le mouvement des vagues, tandis que les plus légères arrivent jusqu'au milieu du bassin. (Lecoq.) Les dépôts du littoral constituent les grès et les arkoses ; ceux qui sont plus tenus forment les argiles. Ces roches sont disposées en assises horizontales ou un peu inclinées. Cette inclinaison est quelquefois très-prononcée vers les bords du lac.

Les arkoses tertiaires forment des couches plus

(1) C'est l'élévation qu'atteignent les coulées basaltiques qui couvrent les plateaux calcaires de la Limagne d'Auvergne.

ou moins puissantes, qui alternent avec des psammi-
tes à texture fine et serrée. Les argiles elles-mêmes
sont, tantôt presque pures, tantôt mêlées de beaucoup de grains de quartz. Elles peuvent, ainsi que
les arkoses, être recouvertes par des amas de sables
dont l'épaisseur varie beaucoup.

Les argiles sont blanches comme à Billom et à
Vic-le-Comte, ou renferment des quantités variables
de protoxide, de péroxide ou d'hydrate de fer qui
les colorent en vert, en rouge et rarement en jaune.
On prépare avec ces dépôts, de la faïence, des po-
teries, des tuiles, des briques et des cuviers mons-
trueux, à Saint-Jean-d'Heurs, à Courpière, à Billom,
à Vic-le-Comte, à Peschadoire, à Paslières, à Ville-
neuve-sous-Randan, à Clermont, etc.

Pendant la première période, la croûte solide du
globe n'est pas suffisamment refroidie pour laisser les
eaux pluviales s'insinuer profondément dans les fissures des terrains d'origine ignée. Des sources minérales, semblables à celles que nous possédons aujour-
d'hui, ont été jusqu'alors impossibles. Mais, depuis le
commencement de la deuxième époque jusqu'à nos
jours, elles n'ont pas cessé de couvrir la Limagne de
dépôts calcaires, ferrugineux et siliceux, dont la hauteur est très-considérable (1).

---

(1) **Nous reviendrons sur ce sujet.**

C'est à l'étage le plus élevé de ces formations qu'appartiennent les calcaires à frigames qui passent par des transitions insensibles aux travertins.

Les terrains lacustres ont une odeur très-prononcée de bitume, et ils cachent dans leur épaisseur beaucoup de coquilles d'eau douce et de fragments de végétaux et d'animaux d'espèces très-variées, mais on n'y trouve point d'ossements humains.

Des-lits de sables et de cailloux reposant sur les argiles ou les calcaires, et recouverts par des basaltes ou des tufs ponceux, constituent les derniers dépôts de la troisième période. C'est dans les couches sableuses de cette formation que l'on rencontre, près d'Issoire, les nombreux ossements fossiles des animaux qui ont vécu en Auvergne avant la période vulcanienne, et qui sont devenus si célèbres depuis la publication des travaux de Cuvier et de MM. Devaize de Chabriol, Bouillet, Jobert, Croizet, Bravard et Pomel.

QUATRIÈME PÉRIODE.

Basaltes, wakites ; tufs ponceux.

Les basaltes et les wakites se sont échappés, comme les roches plutoniques, par des fentes nombreuses. Les produits gazeux qui les accompagnent sont peu abondants ; aussi ces laves sont-elles compactes et rarement entourées de scories. Les basaltes de la Limagne sont évidemment postérieurs aux étages supérieurs des calcaires marneux, puisqu'ils les recouvrent (1)..

1°. La plupart des basaltes sont sortis à la périphérie des monts d'Or et des monts Dômes, ils recouvrent les roches cristallisées. Quelques-uns cependant sont arrivés jusqu'au terrain tertiaire de la Limagne.

2°. Près de Murat-le-Quaire, ils ont percé les conglomérats et les trachytes.

3°. On observe des points d'éruption complétement isolés des grandes montagnes de l'ouest, aux environs de Bourg-Lastic, d'Herment, de Saint-Jacques-d'Ambur, de Sauxillanges, de Vic-le-Comte, etc...

4°. Les trachytes et les domites manquent sur la plupart des montagnes du Forez qui appartiennent au département du Puy-de-Dôme : l'on n'y trouve qu'un seul dik basaltique très-petit; il est situé près de Saint-Anthème. (Baudin.)

5°. Les nombreux pics et plateaux basaltiques de la Limagne ne sont pas tous des fragments de coulées venues de plus loin : plusieurs sont sortis sur place et ont traversé de bas en haut les terrains tertiaires qu'ils ont ensuite recouverts. Tels sont les diks

_____

(1) Quelques-uns des basaltes qui n'arrivent point dans le bassin de l'Allier sont peut-être antérieurs aux étages supérieurs des terrains calcaires.

et les plateaux de Mont-Rognon, de Gergovia, de Corent, du puy de Mur, du puy Saint-Romain, etc...

6°. Des filons de wakite ont fait éruption au milieu des plaines du bassin de l'Allier, alors que ces plaines étaient encore inondées ; les uns sont restés ensevelis sous les calcaires et ont été mis à nu par les dégradations des eaux ; les autres ont dépassé le niveau de ces terrains, et leur surface désagrégée et mêlée aux roches voisines, a formé des tufs d'alluvion qui se sont déposés dans les fentes ou sur les pentes de ces monticules volcaniques. Mais les parties profondes présentent des couches et des fissures irrégulières et souvent verticales comme celles des basaltes. Ces dispositions sont faciles à constater sur les monticules de Clermont et de Crouel.

Un autre fait démontre que les wakites se sont échappées du sein de la terre pendant la durée de la période tertiaire. On a pu remarquer, alors que l'on creusait les excavations destinées à loger les gazomètres de la ville de Clermont, que les couches calcaires les plus profondes se relevaient du côté du sud, c'est-à-dire, du côté du filon vulcanien qui supporte la ville, tandis que les couches superficielles étaient horizontales (1). On ne peut expliquer cette disposition qu'en admettant que les premières assises sont

---

(1) Cette disposition était très manifeste dans une coupe dessinée par M. Lamotte, pharmacien de l'Ecole de Paris.

antérieures à l'apparition de la wakite et ont été soulevées par elle, tandis que les autres sont postérieures à sa sortie et n'ont point été dérangées depuis.

Les basaltes et les wakites n'ont soulevé les couches tertiaires que dans leur voisinage. Ainsi, à Gergovia, le terrain de sédiment est bouleversé ou même
scorifié autour des filons basaltiques, et à quelques
mètres de là, les assises calcaires conservent leur ho-
rizontalité. On peut faire la même remarque autour
des filons de wakites de la plaine. Nos observations
s'accordent sur ce point avec celles de MM. Lecoq et
Pomel.

Notons bien qu'à l'époque où ces produits s'é-
panchent, ils remplissent les vallées qui existaient
alors, et leurs coulées sont sans doute séparées par des
éminences primitives ou calcaires. La hauteur à laquelle ils se maintiennent démontre que la Limagne
est encore submergée, et que le niveau de ses eaux
atteint au moins la face inférieure de ces *coulées* vulcaniennes, dont la hauteur est de 5 à 6 cents mètres
au-dessus des eaux de la mer.

A une époque plus moderne, le lit de l'Allier se
resserre, les basaltes protègent les roches qu'ils recouvrent, et ce sont les calcaires et les terrains cristallisés qui sont entraînés et forment les parois des
vallées nouvelles.

Le refroidissement des basaltes est accompagné
d'un retrait qui est plus considérable vers le centre

des coulées que vers les bords. Il résulte de là une dépression qui indique l'endroit où la masse pierreuse était plus épaisse, et qui marque sans doute aussi le point où existait la faille qui a laissé sortir le basalte. Ces espèces de cratères ont donné naissance à des petits lacs sur lesquels M. H. Lecoq a appelé l'attention des naturalistes (1).

Les tufs résultent du transport par les eaux des cendres feldspathiques et des ponces qui proviennent des monts d'Or ; ils n'ont pu être entraînés qu'après le premier soulèvement de ces montagnes ; car, avant ce soulèvement, les trachytes occupaient les parties déclives des plateaux.

Indépendamment des cendres et des ponces, on y trouve des fragments de roches cristallisées, de trachytes et de basaltes. Ces tufs couvrent plusieurs plateaux appartenant aux communes du Chambon, de Grandeyrolle, de Montaigut, de Perier, de Pardines, d'Issoire, de Monton, d'Orcet, etc.

CINQUIÈME PÉRIODE.

Alluvions postérieures aux basaltes et antérieures aux laves.

Ce que nous allons dire est extrait d'un mémoire de M. Lecoq sur la découverte des débris organiques

---

(1) *Annales d'Auvergne* de 1838. Note de M. H. Lecoq sur les petits lacs des terrains basaltiques.

marins sur le sol de l'Auvergne (1). Nous n'avons point encore observé par nous-même les faits qui servent à appuyer la théorie de ce savant naturaliste.

On supposait autrefois que les alluvions anciennes répandues sur quelques plateaux trachytiques, sur plusieurs coulées basaltiques et sur un grand nombre de collines calcaires, avaient été charriées par les ruisseaux qui sillonnent le bassin de l'Allier. Mais si on les étudie avec soin, on voit que la plupart sont en quartz blanc ou coloré par de l'oxide de fer; quelquefois, cependant, ils sont en jade très-dur et de couleurs variées, rarement en granit ou en gneiss. Les cailloux postérieurs à cette époque, offrent des caractères très-différents. Ajoutons qu'on a trouvé au milieu de ces alluvions plusieurs oursins pétrifiés.

Ces cailloux roulés couvrent les montagnes de la Croix-Morand, de Gergovia, de Chanturgue, de Mirabelle, de Châteaugay et de Rochefort

M. Lecoq suppose qu'ils ont été transportés en Auvergne par suite d'un débordement des lacs qui séparaient la limagne des Alpes, débordement qui aurait eu lieu quand ces montagnes ont été soulevées.

On retrouve des dépôts analogues sur plusieurs collines de la Limagne, et en particulier dans les environs de Bussières, où elles sont mêlées à des frag-

---

(1) Clermont-Ferrand, 1837.

ments de bois silicifiés provenant de palmiers, de fougères arborescentes, d'arbres appartenant à la famille des conifères, etc.

SIXIÈME PÉRIODE.

Volcans modernes ; travertins ; alluvions modernes.

Un grand cataclysme a déterminé l'évacuation des eaux de la Limagne. Il a coïncidé avec l'apparition des premiers volcans modernes. En effet, pendant les derniers épanchements basaltiques, les vallées se tiennent à une hauteur considérable au-dessus du niveau actuel des plaines de l'Allier ; au contraire, quand les premières laves sortent du sein de la terre, elles trouvent les bords de la Limagne creusés de vallées aussi profondes qu'elles le sont de nos jours. Ne voyons-nous pas, sur plusieurs points, les ruisseaux couler encore aujourd'hui sur la face supérieure des laves ?

Nous avons exposé les faits, disons comment on peut les expliquer. On peut supposer : 1°. que les efforts volcaniques ont élevé toute l'étendue de la province d'Auvergne, comme ils ont élevé, dans certaines parties du monde, des îles plus ou moins étendues ; 2°. qu'une dépression occasionnée par le soulèvement des grandes chaînes de montagnes de l'Europe a approfondi le lit des mers, et leurs eaux se sont retirées du continent ; 3°. ceux qui admettent l'existence d'un lac, peuvent dire que les tremblements de terre qui ont précédé l'apparition des premiers volcans, ont rompu les digues de ce Léman. On a observé quelque chose de semblable en Grèce à l'époque du déluge de la Samothrace.

Nous laisserons à d'autres le soin de trancher ces questions, et nous nous bornerons à constater, comme un fait positif, que la Limagne a été émergée avant l'éruption des volcans modernes et très-probablement aussi avant que l'Auvergne fût habitée.

La plupart des volcans modernes du département du Puy-de-Dôme suivent la ligne occupée par les trachytes et les domites. Ils se sont échappés par la même faille, et comme ils n'ont pu se faire jour qu'en surmontant l'obstacle que leur opposaient ces terrains, ils les ont exhaussés sur plusieurs points.

Mais tantôt, après avoir déterminé une vaste *soufflure*, ils sont sortis sur l'un des côtés de la montagne soulevée, comme au Puy-Chopine et au Puy-de-Dôme; tantôt ils se sont échappés un peu plus loin sans entamer les flancs de la soufflure, comme à Clierzou et à Sarcoui (1). Les alluvions qui existent

---

(1) On pourrait admettre aussi que le grand puy de Dôme et les puys de Sarcoui et de Clierzou sont sortis à la même époque et de la même manière que les pics trachytiques du Mont-d'Or, mais que pendant la période volcanique moderne, ils ont été chauffés et soulevés, après avoir exhaussé eux-mêmes, dans d'autres temps, les terrains qui avaient paru avant eux.

au sommet des puys domitiques, rendent ces soulèvements plus que probables. (Lecoq.)

Au Mont-d'Or, les volcans modernes ont évidemment exhaussé certains plateaux situés à la périphérie de ces montagnes. On trouve, en effet, sur leurs sommités, des cailloux roulés qui sont postérieurs aux basaltes. (Plateaux de la Croix-Morand) (1).

Plusieurs volcans s'élèvent bien loin des Monts-Dômes et des Monts-d'Or, tels sont ceux des communes de Royat, de Bourg-Lastic, de Bromont et de Saint-Jacques-d'Ambur. Dans la Limagne, on observe des traces douteuses d'éruptions modernes au sud de Corent et à l'est du puy de la Velle.

Les montagnes du Forez et le plateau central ne présentent aucune trace de roches volcaniques appartenant positivement à notre sixième période.

Les produits vomis par les cratères modernes sont très-variés. Là des scories, des bombes, de vastes amas de pouzzolanes projetées avec violence par des éruptions gazeuses sont retombés autour du cratère central ; ici des fleuves de pierre fondue ont rompu les parois du cône volcanique, ont fait irruption sur les plateaux voisins, et quelques-uns ont coulé jusque dans les plaines de la Limagne.

Ces coulées sont uniques ou multiples. Quand elles

(1) M. Lecoq pense que le soulèvement principal des montagnes du Mont-d'Or a coïncidé avec l'éruption des volcans modernes.

sont multiples, les plus inférieures sont plus compactes, plus noires et se rapprochent davantage des
basaltes. Les coulées superficielles au contraire sont
plus feldspathiques et plus poreuses.

Presque toujours des fontaines abondantes d'eau
pure sortent au niveau des brisures ou vers les ex-
tremités de ces coulées vulcaniennes qui ont formé
une espèce de toit au-dessus du lit des ruisseaux
qui existaient avant les éruptions.

Pendant que la Limagne est immergée, les substances versées par les eaux minérales, dans ce bassin,
se mêlent aux détritus des roches primitives et aux
eaux du Léman ou du fleuve, et donnent naissance
en se déposant à des assises horizontales ou obliques
de calcaires marneux lacustres.

Peu à peu, ces sédiments se sont rapprochés de
la surface de l'eau et dans les endroits où s'échappent
les sources, ils enveloppent des larves de friganes,
des joncs, des fragments de graminées et diverses
plantes de la classe des végétaux acotylédones. Les
amas calcaires qui en sont résultés portent le nom de
calcaires à friganes. Nous avons déjà dit un mot de
ces roches, mais nous avons dû en reparler ici, parce
qu'elles offrent de nombreux rapports avec les travertins qui vont maintenant nous occuper.

Lorsque le bassin de l'Allier est émergé, les fontaines minérales coulent isolément sur les flancs des

collines, leurs dépôts se moulent sur leurs reliefs et englobent tous les corps organisés et inorganiques qui se trouvent sur leur passage. Telles sont les phénomènes qui ont présidé à la création des travertins, dont la forme, la dureté, la couleur et la composition dépendent de la nature des débris que l'eau a rencontrés, de la configuration des terrains qu'elle baigne, des sels que le liquide minéral tient en dissolution, des circonstances qui ont favorisé son écoulement, déterminé sa stagnation ou facilité son mélange avec les eaux pluviales. Ces dépôts varient également, suivant qu'ils ont reçu le contact de l'air et de la lumière, ou qu'ils ont eu lieu dans des fentes ou des cavités soustraites à l'influence de ces corps.

Quand les sources sont très-rapprochées d'une petite rivière, comme à Courpière et à Châteldon, les substances les moins solubles dans l'acide carbonique ont seules le temps de se séparer, et les rigoles où elles coulent sont remplies d'un dépôt boueux et rougeâtre, composé d'un peu de carbonate de chaux et de beaucoup de carbonate de fer. Mais si les eaux parcourent un certain trajet avant d'arriver au ruisseau, elles abandonnent entre le point où elles jaillissent et le rivage des sédiments pierreux qui surplombent le cours d'eau (1). Quelquefois même elles

_____

(1) Chalusset (Bromont), La Froude (Saint-Ours), Saint-Alyre (Clermont), Royat.

jettent au-dessus de lui un pont d'une seule arche comme on peut le voir à Saint-Alyre.

Ces dépôts pierreux ont augmenté sans interruption depuis l'époque du desséchement des plaines de l'Allier jusqu'à nos jours, aussi est-il impossible de déterminer leur âge d'une manière précise.

Leurs couches superficielles ont présenté, dans quelques endroits, des ossements humains (1).

Aujourd'hui, comme autrefois, la plupart des eaux médicinales de l'Auvergne abandonnent de l'arragonite impure et des calcaires magnésiens, siliceux et ferrugineux; mais les silex ne se forment plus, au moins dans les endroits où nous pouvons suivre de l'œil les progrès des incrustations.

Aussitôt après le creusement des vallées qui sillonnent les bords de la Limagne, les ruisseaux et les rivières glissent sur des pentes plus rapides; ils entraînent d'immenses quantités de sables et de galets. Les plus anciennes de ces alluvions recouvrent les collines et les parties les plus élevées des plaines de la Limagne; les plus modernes sont placées aux bords des cours d'eaux dont elles forment le lit. Ces cailloux et ces sables se sont déposés à des époques différentes; mais comme la détermination de leur âge relatif nous intéresse médiocrement, nous ne cher-

_____

(1) Rapport de M. Peghoux, *Ann. d'Auv.*, 1830, t. 3. Voyez Martres-de-Veyre dans notre Dictionnaire des Eaux minérales.

cherons point à l'établir. Nous nous bornerons à dire que des cailloux roulés, plus ou moins anciens, ont été transformés en brèches par des ciments calcaires ou ferrugineux près des sources de Médague, du Tambour (Martres-de-Veyre), et au-dessous de Montpeyroux.

Après avoir étudié rapidement la formation des sédiments et des alluvions, et la sortie des roches d'origine ignée, il est indispensable d'indiquer leur ordre de superposition. L'écorce primitive formée par les gneiss, les micaschistes et les granits les plus anciens nous servira de point de départ.

1°. Au-dessous de cette écorce primitive, dont les assises relevées pendant les soulèvements, sont devenues plus ou moins obliques, on observe une première couche formée par les roches plutoniques; plus profondément existent les *racines* des coulées trachytiques et basaltiques qui sont elles-mêmes superposées aux portions les plus profondes des laves modernes.

Entre ces diverses assises, on doit rencontrer des fissures plus ou moins étroites et sinueuses, dans lesquelles l'air atmosphérique et les eaux du ciel peuvent pénétrer.

2°. Dans les grandes vallées et les bassins creusés au milieu des roches cristallisées, on trouve de bas en haut les houilles et les arkoses métastatiques; puis les argiles et les arkoses tertiaires; plus haut les calcaires marneux tertiaires et les alluvions de même formation ; les coulées basaltiques viennent ensuite, elles sont elles-mêmes recouvertes par des cailloux roulés très-anciens.

Les alluvions supérieures des vallées accessoires, les laves modernes, les alluvions modernes et les calcaires travertins terminent la série.

Au-dessous de ces différents ordres de roches et même entre les diverses couches perméables et imperméables qui composent les terrains argileux et calcaires, les laves volcaniques et les alluvions, on a signalé des nappes ou des sources d'eau douces ou minérales que l'on peut recueillir soit en profitant des coupes naturelles, soit en creusant des puits ordinaires ou des puits artésiens, soit en faisant des coupes artificielles. Ces propositions seront développées ultérieurement avec tout le soin qu'elles méritent.

CHAPITRE II.

CONSIDÉRATIONS GÉNÉRALES : NOMBRE DES SOURCES MINÉ-
RALES ; ÉPOQUE DE LEUR APPARITION ; LEUR THÉORIE ;
CAUSE DE LEUR TEMPÉRATURE ; LIGNES DE FAILLES QUI
LEUR DONNENT ISSUE.

Nous comprenons sous le titre d'eaux minérales acidules, 1°. toutes celles qui tiennent en dissolution des quantités notables d'acide carbonique (Lafayolle) ; 2°. celles où l'on trouve en outre du bicarbonate ou de l'apocrénate de fer (Thiers) ; 3°. celles enfin, et ce sont les plus nombreuses, dans lesquelles on a reconnu la présence de l'acide carbonique, de la barégine, du bicarbonate et de l'apocrénate de fer ; des sulfates, bicarbonates et hydrochlorates de soude ; des bicarbonates de chaux, de strontiane et de magnésie ; de l'alumine et de la silice. On trouve dans quelques-unes des quantités minimes de bicarbonate de potasse ; de chlorures de potassium, de magnésium ; de phosphates d'alumine, de chaux et de manganèse ; de sulfure de sodium, d'hydrogène sulfuré ou de bitume.

Les eaux minérales qui nous occupent sont froides, tièdes ou chaudes. Le nombre de celles qui jaillissent dans le département du Puy-de-Dôme est de 229. Elles sont disséminées dans cinquante-deux communes différentes.

TABLEAU *des Communes du département du Puy-de-Dôme où l'on trouve des Eaux minérales ; Bassins où elles jaillissent ; Nature des terrains d'où elles s'échappent ; Nombre des sources.*

	BASSIN de L'ALLIER.	N° des sources.	BASSIN de LA DORE.	N° des sources.	BASSIN de la DORDOGNE.	N° des sources.	BASSIN des SIOULES.	N° des sources.
Terrains cristallisés.	Beaulieu. . . .	1	Dore-l'Eglise. .	4	Murat-le-Q. . .	6	Vernines-A. . .	1
	St-Maurice. . .	10	Arlanc.	2	Bourg-Lastic. .	1	Nébouzat. . . .	2
	Augnat. . . .	2	Grandrif. . . .	1	Saint-Donnat. .	1	Bromont (1). .	3
	Compains . . .	2	Ambert.	1			Chapdes-B. .	4
	Ternant	1	(Talaru.)				Saint-Ours. . .	1
	Besse.	2	St-Amant-R.-S.	3			Montfermy. . .	1
	Saurier. . . .	1	Job	3			St-Georges-d.-M.	1
	St-Floret. . . .	2	Marat	2			Châteauneuf. .	15
	Le Chambon. .	3	Olliergue. . . .	1			St-Priest-des-C.	1
	Le Vernet . . .	1	Courpière . . .	4				
	St-Nectaire. . .	42	Thiers	1				
	Grandeyrol. . .	5	Châteldon. . .	5				
	St-Hippolyte. .	2						
	Châtelguyon. .	10						
	Beauregard-V. .	2						
	Saint-Myon. .	2						
Laves. Trachytes.	*Le Chambon.* . .	1			Mont-d'Or . . .	9		
	(N° 4.)				Chastreix. . . .	1		
Laves.	*Grandeyrol.* . .	3						
	(Verrières.)							
Terrains tertiaires.	Boudes.	3	*Ambert.*	3				
	Nonette	1						
	Laps.	1						
	Plauzat.	1						
	Saint-Maurice .	1						
	(Source voûtée)							
	Martres-de-V. .	11						
	Royat	5						
	Chamalières. .	2						
	Clermont. . . .	14						
	Gimeaux. . . .	3						
	Prompsat. . . .	1						
	Montcel	1						
	Chaptuzat . . .	3						
	Jose	3						
	Glaine-Mont. .	2						
Terr. inconnus.	Saint-Diery. . .	1			*Murat-le-Q.* . . .	1		
	Saint-Hérent. .	1			*(La Vernicie).*			
	Chanonat . . .	2			*Mont-d'Or* . . .	1	Alagnat	1
	Sauxillanges. .	1			*(La Compissade.)*			

(1) L'une de ces fontaines, celle qui vient se rendre dans le grand puits des mines de Pianal, n'est point indiquée dans notre Dictionnaire des Eaux minérales.

RÉSUMÉ DU TABLEAU PRÉCÉDENT.

	Nombre des sources.
Sources sortant des terrains cristallisés..	152
— des trachytes.........	11
— des laves...........	3
— des terrains tertiaires...	55
— des terrains inconnus...	8
Total...............	229

Quoique très-considérables, les chiffres de ce tableau sont bien au-dessous de la vérité. Il existe, en effet, dans une foule de vallées, creusées au milieu des terrains primitifs et plutoniques, des filets d'eau minérale peu connus ou sans importance, qui ne font point partie de notre résumé. Ainsi, à St-Nectaire, à Ternant, à Pranal, près de Pontgibaud, dans la commune des Martres-de-Veyre, au Mont-d'Or, nous sommes certain que le nombre des fontaines acidules dépasse celui que nous avons indiqué.

Si nous cherchons dans les départements voisins un point de comparaison, nous trouvons que dans la commune de Vichy, toutes les fontaines s'échappent des calcaires, des alluvions ou des travertins ; qu'à Néris, elles sortent des rochers cristallisés ; que dans la petite ville de Chaudesaigues elles jaillissent des fentes des terrains primitifs ou plutoniques.

M. Brongniart, dans son projet de classification

des eaux minérales, a commis quelques erreurs qu'il est important de relever ici. Ce savant dit que les sources de Vic-le-Comte (Saint-Maurice) et de Châtelguyon s'échappent des terrains trachytiques anciens ou des terrains volcaniques modernes, première erreur : elles sortent des calcaires ou du granit; que les fontaines de Vichy viennent des terrains de transition, deuxième erreur. Quant aux eaux du quartier de Saint-Alyre (Clermont), elles semblent provenir des fentes placées entre le wakite et les rochers tertiaires; ou des fissures de ce dernier terrain.

Avant d'étudier l'origine des eaux minérales de notre pays et l'époque géologique qui coïncide avec leur première apparition dans la Limagne d'Auvergne, nous ne pouvons nous dispenser de parler des hypothèses à l'aide desquelles les auteurs ont expliqué la haute température que présente un grand nombre de ces fontaines.

Plusieurs, parmi les anciens, ont soupçonné la cause de la thermalité des sources médicinales; Vitruve, entr'autres, soutient que beaucoup d'entr'elles, « après avoir été chauffées dans le sein de la terre, et pour ainsi dire cuites dans les minéraux à travers desquels elles passent, acquièrent une nouvelle force et un tout autre usage que l'eau commune (1). »

_____

(1) Les dix Livres de l'Architecture de Vitruve, liv. 8, c. 3. Paris, 1673.

Cette théorie, qui admet tacitement l'existence des feux souterrains, est confirmée par les observations de Pline, Scaliger, Cardan, Galien, Lucrèce, Strabon et Diodore de Sicile (1).

La chaleur centrale est admise également par Fallope, Schénander, Kircher, Fouet, Buffon, Descartes, Berzélius, et par un très-grand nombre de géologues modernes.

Fouet s'attache, dans son ouvrage sur les Eaux de Vichy, à démontrer l'existence de cette chaleur centrale et son influence sur la thermalité des eaux. Il s'exprime ainsi :

« Il y a des vulcans et des feux souterrains qui se manifestent par leurs soupiraux en tant d'endroits, comme le mont Vésuve en Campagnie, qui fut le sépulchre vivant du grand Pline ; sa curiosité l'ayant fait approcher de trop près de ce vulcan pour en découvrir la nature, il fut étouffé par les vapeurs, ainsi que nous l'apprenons du jeune Pline son neveu. Le mont Œthna, en Sicile, n'estait pas moins fameux autrefois ; car, outre qu'il vomissait plus de feux et de flammes, il poussait des pierres et des cendres avec tant d'impétuosité que la mer qui en estait éloignée de près de trois lieuës, en estait souvent couverte. Il a esté aussi le tombeau d'un grand philoso-

---

(1) Claude Fouet. Le Secret des bains et eaux minérales de Vichy en Bourbonnais. Paris, 1679.

phe , ce fut ce vain et superbe Empédocles, qui se
précipita dans ses flammes pour persuader à ses dis-
ciples , qu'il estait du sang des dieux et qu'il allait se
rejoindre à eux. Le mont Chimera en Lycie , le mont
Olympe en OEthiopie , les monts Hecla , Helsa et
de Sainte-Croix en Irlande , et une infinité d'autres ,
mesme en nostre France, près de nostre province (1),
sont tout autant de soûpiraux de ce feu caché sous la
terre (2). » Plus loin , le même auteur ajoute : « Ce
serait en vain que le soleil échaufferait la surface de
la terre , si son sein glacé n'était échauffé par le feu
qu'elle cache ; c'est luy qui excite les germes et les
met en mouvement ; c'est luy qui fait croistre les
plantes et produit les fruits. Enfin, c'est luy seulement qui a le privilége d'échauffer les eaux ; non pas,
comme l'a prétendu Albert-le-Grand qui veut que
ces eaux passent dans le foyer de ces feux allumés ,
sans les suffoquer, mais voici comment la chose se
fait : Il faut sçavoir que ces eaux, quand elles vien-
draient de la mer, comme l'assure le Sage , pour y
retourner, qu'elles ont des veines et canaux sous
terre dans lesquels elles coulent ; *lesquels aqueducs
sont voisins, et comme entourez de feux qui leur*

---

(1) Claude Fouet est né à Vichy ; il fait sans doute allusion
dans ce passage aux volcans d'Auvergne. Voyez l'approbation
de M. Le Bel , placée à la suite de la préface de Fouet.
(2) Page 92.

communiquent leur chaleur et les échauffent au de-
gré que nous les avons; et il ne faut pas s'étonner si
quelques-unes de nos fontaines sont froides, c'est que
les veines et les *canaux se divisent et se partagent;*
les uns passent près des feux, les autres s'en éloi-
gnent (1). »

L'opinion de Berzélius a bien quelque rapport
avec celle qui précède. Ce chimiste pense que les
fontaines minérales ont la même origine que les volcans (2). Je crois pouvoir conclure, dit le chimiste
suédois, que « la nature des substances que leurs
eaux renferment, sont liées à l'existence des volcans,
dont de grands débris couvrent la terre aux alen-
tours. Des sources contenant de la soude et sursa-
turées d'acide carbonique, seraient dans ce cas le
dernier symptôme de l'action encore existante des
anciens volcans. » Le système de Berzélius qui est
applicable à la source de Rio-Vinagre et à la rivière
salée de la Guadeloupe, ne peut pas expliquer la formation des eaux acidules de la Basse-Auvergne.
Nous prouverons plus loin que ces eaux ont paru à
la surface du globe avant les éruptions volcaniques
modernes et les basaltes (3).

---

(1) Page 96.
(2) Analyse des eaux de Carlsbad. *Annales de Physique et*
de Chimie, 1825, t. 28.
(3) Il peut se faire que les eaux d'un lac ou d'une mer pénè-

D'après Descartes, des réservoirs, situés à de grandes profondeurs, reçoivent les eaux de la mer : ces eaux y pénètrent par des fissures du terrain ; là elles sont réduites en vapeurs par le feu central, et ces vapeurs élevées dans l'intérieur du sol, se condensent contre ses parois et s'écoulent par les fentes des rochers comme l'eau se distille par le bec d'un alambic (1).

Les assertions d'un homme aussi éminent méritent qu'on les prenne en considération, et cependant nous ne pouvons croire que les sources minérales du Mont-d'Or qui sont placées à mille mètres au-dessus du niveau de la mer, à vingt-quatre myriamètres de distance de la Méditerranée, et à trente myriamètres de l'Océan, proviennent de l'un de ces grands-amas d'eau salée. La résistance opposée par une colonne d'eau de près de mille mètres d'élévation, ferait, à ce qu'il nous semble, refluer le liquide du côté de la mer où la pression serait moins considérable.

A ceux qui ont pensé que la source première de nos eaux médicinales est dans les Alpes ou les Pyrénées, nous répondrons que les fractures qui ont été

---

trent accidentellement dans la cavité d'un volcan, et soient expulsées de leur cratère par les gaz, mais leur sortie est passagère et n'est pas continue et régulière comme celle des eaux minérales.

(1) Lecoq. Eléments de géologie et d'hydrologie, t. 2, p. 53, 1re édition.

le résultat du soulèvement des Cévennes et des montagnes du Forez, rendent cette théorie bien peu probable.

L'hypothèse de Descartes n'est pas nouvelle ; elle est indiquée dans l'ouvrage de Fouet. Jean Banc lui-même attribue cette explication à ses prédécesseurs. « L'opinion la plus ancienne, dit le médecin de Moulins, est que toute eau a son rapport extérieur par la communication qu'en fait la mer par ses conduits sous terrains, par lesquels elle se dépoüille de son amertume et salure, en la longue traitte qu'elle fait par le dedans des lieux pierreux et sablonneux où elle passe : et puis se vient rendre par les petits ruisseaux et grands fleuues, au lieu premier de son origine marine. »

L'existence du feu central a servi de base au système de Laplace. « Si l'on conçoit, dit ce savant, que les eaux pluviales en pénétrant dans l'intérieur d'un plateau rencontrent dans leur mouvement une cavité de trois mille mètres de profondeur, elles la rempliront d'abord ; ensuite, acquérant dans cette profondeur une chaleur de 100° au moins, devenues plus légères ; *elles s'élèveront* et seront remplacées par les eaux supérieures, en sorte qu'il s'établira deux courrants d'eau, l'un montant l'autre descendant, perpétuellement entretenus par la chaleur intérieure de la terre. Ces eaux, en sortant de la partie inférieure du plateau, auront évidemment une chaleur bien supérieure à celle de l'air, au point de leur sortie (1). »

Les explications de M. Barse sont encore plus précises. « Les eaux minérales, écrit ce chimiste, naissent dans les profondeurs du globe; le calorique central est une des causes de leur production ; l'oxigène ou l'air atmosphérique en est une autre. Ces deux principes exercent leur grande énergie sur les zones métalliques, plus ou moins enfoncées sous la couche des roches cristallisées qui forment l'enveloppe de la terre. L'air atmosphérique arrive à la surface d'action, au moyen des fractures verticales que les grands soulèvements ont établies entre le centre et la circonférence dans les roches supérieures. Ces fractures, après avoir fait passer l'un des agents producteurs, deviennent les canaux de l'eau minérale produite. Ainsi, loin de puiser leurs principes dans les couches secondaires qu'elles peuvent traverser, ces eaux, bien au contraire, ont formé et forment encore les dépôts variés qui les environnent (2).

Ce résumé historique, un peu long peut être, était indispensable pour mettre le lecteur à même d'apprécier les opinions et les idées que nous avons empruntées à nos prédécesseurs. Revenons maintenant à l'étude des eaux minérales du département du Puy-de-Dôme, et cherchons à déterminer l'époque géologique où elles ont paru dans la Limagne.

Nous avons démontré précédemment que les calcaires marneux de la Limagne sont postérieurs aux arkoses et aux argiles et antérieurs aux basaltes. Si nous prouvons que ces calcaires ont été déposés par les eaux médicinales, nous aurons le moyen de déterminer l'époque géologique où ces eaux ont paru dans le bassin de l'Allier.

On peut admettre, pour expliquer ces dépôts, qu'ils ont été abandonnés par la mer ; qu'ils ont emprunté les éléments qui les composent aux roches cristallisées ; qu'ils doivent leur origine aux sources minérales.

La première supposition est évidemment fausse, ces calcaires ne renferment aucuns débris marins ; la seconde est impossible : la chaux carbonatée est la base de ces terrains, et on ne la trouve point sur les montagnes et les plateaux voisins de la Limagne. Les fontaines acidules, au contraire, versent encore aujourd'hui à la surface du sol tous les sels qui entrent dans la composition des calcaires lacustres ; il est tout naturel de leur attribuer la formation de ces produits. Pour confirmer cette opinion, qui est partagée par les naturalistes les plus instruits du département du Puy-de-Dôme, nous allons dire quelles quantités énormes de substances solides pourraient amonceler les sources principales de Saint-Alyre, de Saint-Mart, du Bain-de-César, de Royat et de Châtelguyon, si toutes les matières insolubles (1) qu'elles contiennent se séparaient complétement du véhicule qui sert à les dissoudre.

Le tableau suivant renferme la solution des questions que nous venons de poser.

NOMS DES SOURCES. minérales.	SELS insolubles par litre d'eau.	Quantité d'eau à la minute.	QUANTITÉS DE SELS VERSÉES A LA SURFACE DU GLOBE dans l'espace de			
			une minute.	une année.	un siècle.	un siècle.
	En gram.	En litres.	En grammes.	En grammes.	En kilogramm.	En mètres cubes.
Grande source de Saint-Alyre. . .	2,5508	71	181,1068	9518973	9518973	3807,58 (2)
Petite source calcre de Saint-Alyre..	1,2572	16	20,1152	1057254	1057254	422,90
Saint-Mart, Royat, Bains de César. .	1,1200	320	358,4000	18837431	18837431	7134,97
Sources principales de Châtelguyon.	1,5350	157	240,9950	12666697	12666697	5066,66
TOTAUX. . .	»	»	»	»	39180355	19432,11

(1) Nous entendons parler ici des substances insolubles dans l'eau pure, et qui sont dissoutes dans les eaux minérales par l'acide carbonique ou la soude. Ces substances sont des carbonates de chaux, de fer et de magnésie, de la silice, des phosphates de chaux et de magnésie, du sulfate de chaux.

(2) La densité moyenne des calcaires lacustres et des traverins que nous avons eus à notre disposition, a varié entre 2 et 2,5. Nous avons pris le chiffre le plus élevé, afin d'obtenir un produit moins considérable.

Ainsi, dans l'espace d'un siècle, les douze fontaines citées dans ce tableau, ramènent des profondeurs du globe dix-neuf mille quatre cent trente-deux mètres cubes de matières solidifiables qui sont versées à la surface de la terre.

Que l'on tienne compte de l'immense quantité de temps qui s'est écoulé depuis l'apparition des calcaires jusqu'à l'épanchement des basaltes et du nombre considérable de sources minérales encore existantes ou qui ont disparu, et l'opinion adoptée par nous deviendra plus que probable.

On peut objecter que les sédiments modernes des eaux médicinales ont une apparence et une structure différente de celle des calcaires lacustres. Nous avons deux réponses à faire à cette objection : 1°. on peut arriver par des transitions insensibles de la période actuelle, à l'époque tertiaire ; 2°. on trouve les mêmes éléments chimiques dans les deux espèces de roches.

Le territoire de la Bosse près de Chaptuzat et d'Aigueperse, nous présente une petite source qui incruste encore aujourd'hui des mousses, des racines, des feuilles et des fragments de roseaux ; et vers le sommet de la colline, non loin du château de la Roche, on a ouvert, au milieu des assises les plus élevées des roches tertiaires, une carrière d'où l'on extrait des calcaires à friganes mêlées de pierres poreuses dont les cavités ont la forme de fragments de joncs, de tiges et de racines ; de mousses, de conferves et de larves de friganes. Une différence peu importante distingue ces divers produits. Près de la source, les tissus végétaux sont reconnaissables ; dans les pierres de l'étage supérieur, les substances animales et végétales ont été détruites peu à peu et entraînées par la fermentation et les infiltrations aqueuses.

Les côtes et les puys d'Artonne, de Chaptuzat, de Montjuzet, de Châtelguyon, de Châteaugay, de Gergovia, etc., sont couverts de calcaires semblables ou analogues à ceux du château de la Roche ; mais la plupart des fontaines qui les ont déposés, ont changé de cours ou n'existent plus. Les produits de cette époque se rapprochent beaucoup de nos travertins modernes. Leur forme et leur texture diffèrent davantage, alors que les eaux minérales versant dans le fleuve ou le lac d'Allier les substances qu'elles ont dissoutes dans les profondeurs du globe, et se mêlant aux débris organiques et inorganiques charriés par les ruisseaux et les torrents des montagnes, se déposent au fond des eaux qui les ont tenues pendant quelque temps en suspension. Mais il est facile de montrer leur commune origine, en comparant l'analyse chimique des calcaires marneux tertiaires avec celle des incrustations qui se font encore sous nos yeux. Voici une indication sommaire de la composition des travertins de Saint-Alyre (1), du calcaire en boules de Gandaillat et de la pierre à chaux de Cournon qui donne beaucoup de poids à nos assertions.

NOMS DES SELS.	Travertin récent de St-Alyre.	Travertin ancien de St-Alyre.	Calcaire en boules du puy de Gandaillat	Pierre à chaux de Cournon.
Carbonate de chaux	2,4000	4,0224	5,0200	8,0000
— de magnésie. . . .	2,8800	2,6860	0,3800	0,3000
— de fer	1,8400	0,6200	0,9000	0,2500
S. phosphate d'alumine silice, sulfate de chaux, bitume, etc.	2,6320	2,5901	3,3000	1,2000
Eau et perte	0,2480	0,0815	0,3000	0,2500
Totaux.	10,0000	10,0000	10,0000	10,0000

Ce tableau démontre aussi que les diverses assises des calcaires lacustres ne se ressemblent pas toutes. Nous avons d'autres dissemblances plus remarquables à enregistrer. On observe sur plusieurs points, et notamment sur le territoire de Benaud, près de Vic-le-Comte, des bancs de silex rubané, intercalés entre deux couches de chaux carbonatée impure. Au puy de Mur (c. de Dallet), la séparation s'est faite sur une plus petite échelle. De petits amas d'opale ré-

(1) Les analyses des travertins de Saint-Alyre ont été faites par M. Girardin de Rouen; les autres, qui sont approximatives, ont été faites par nous.

sinite sont disséminés au milieu des calcaires marneux. (Lecoq et Bouillet.)

Les différences que nous venons de signaler annoncent-elles que les eaux minérales ont changé de composition pendant ou après la période tertiaire ? Nous ne le pensons pas. Nous sommes disposé à attribuer les variations observées aux causes suivantes :

1°. A la quantité plus ou moins grande de matières argileuses détachées des montagnes et transportées par les torrents et les ruisseaux ; 2°. à la séparation *successive* des parties denses et ténues de ces mêmes matières et des sels divers qui sont abandonnés par les eaux minérales. A certaines époques, les conditions sont telles que la silice pure ou mêlée à l'oxide de fer prédomine ou se dépose seule ; tandis que, dans d'autres temps et dans d'autres circonstances, le carbonate de chaux constitue la presque totalité de la roche neptunienne.

Ajoutons quelques faits explicatifs :

A Royat, on a découvert près des fontaines minérales et entre les couches de sédiments qui ne sont pas fort anciens, des rognons de chaux carbonatée empâtés dans des masses de carbonate de fer pulvérulent ou boueux, et des couches épaisses de travertins compactes et blancs alternant avec des matières argilo-calcaires, mêlées de beaucoup de sels martiaux. A Saint-Nectaire, les dépôts isolés dont les environs de Vic-le-Comte nous ont offert un exemple, se sont effectués à des époques modernes. On remarque, en effet, vers les parties déclives de la vallée, là des couches de quartz jaunâtre, ici des bancs d'arragonite parfaitement blanche, tandis que les incrustations actuelles sont constituées par toutes les substances terreuses dissoutes dans les eaux minérales au moment où elles s'échappent de leurs canaux naturels.

La séparation mécanique des sels insolubles peut être obtenue artificiellement, comme le démontre le passage suivant emprunté au mémoire de M. Girardin de Rouen. « Lorsqu'on veut nettoyer les *chambres* (de Saint-Alyre), ou y faire quelques changements, on cesse de faire arriver l'eau sur les plates-formes et on la dirige dans de grands cuviers en bois. Nous avons vu des masses de dépôts qui s'étaient formées dans ces cuviers. Elles présentent, dans leur intérieur, des couches horizontales, alternativement ocreuses et blanches, des zones bigarrées ; ce qui démontre bien que le dépôt de l'hydrate de fer et du carbonate de chaux ne se fait pas simultanément, et qu'il y a des moments où celui de l'oxide de fer est plus considérable que celui du carbonate de chaux et *vice versâ*. » Berzélius a fait des observations semblables sur les travertins de Carlsbad (1).

_____

(1) *Annales de Physique et de Chimie*, tome 28, p. 372.

Ces particularités expliquent pourquoi les incrustations actuelles diffèrent des dépôts anciens qui
se sont faits dans des milieux entièrement différents.

On peut demander ce que sont devenus les sels de
soude dissous dans les eaux minérales; nous répondrons qu'ils ont été, en grande partie, entraînés dans
la mer, et que des quantités minimes sont restées
dans les pores des calcaires à la surface desquels ils
forment des efflorescences, lorsque ces roches sont
maintenues dans un état permanent d'humidité.

Les sources acidules de la Limagne ayant paru,
d'après ce qui précède, en même temps que les calcaires lacustres et étant, par conséquent, antérieurs
aux basaltes et aux volcans, la théorie de Berzélius (1),
prise à la lettre, est nécessairement inexacte.

Ajoutons d'ailleurs que les eaux de Châteldon, de
Vichy, de Courpière, d'Arlanc, de la Bécherie, etc.,
sont séparées des points où les éruptions modernes
ont eu lieu, par toute la largeur de la Limagne, et
cependant plusieurs d'entre elles ressemblent, par la
qualité des substances qu'elles fournissent à l'analyse, aux fontaines acidules et salines plus rapprochées des monts Dômes.

Une source peut devenir minérale en traversant

(1) Voyez la page 35.

les terrains secondaires ou tertiaires. Les eaux qui cheminent entre les assises du bassin houiller de Brassac, sont fort impures et d'un goût très-désagréable, et celles de beaucoup de puits et fontaines, creusés au milieu des calcaires lacustres, contiennent des quantités variables de silice et de carbonates de chaux et de fer : mais tel n'est point le mode de formation des sources minérales acidules froides et thermales de la haute et basse Auvergne.

Les deux tiers de ces sources sortent en effet des terrains cristallisés, et malgré cela, elles contiennent des carbonates de chaux et de magnésie et tous les sels renfermés dans les eaux médicinales que l'on suppose provenir des terrains tertiaires.

En réalité, ces dernières ont la même origine que les autres. L'identité de leur composition et leur température, souvent fort élevée, démontrent la vérité de cette assertion ; et si leur véritable issue est cachée, c'est que les travaux des hommes et les dégradations opérées par les eaux ne l'ont point encore mise à nu. Près de St-Maurice, quelques fontaines s'échappent du calcaire; un peu plus près de la rivière, les calcaires et les arkoses ont été entraînés et plusieurs sources sortent des fentes du granit. Sur la rive opposée de l'Allier, les eaux minérales du Saladi jaillissent entre les couches d'arkoses. Que la rivière détruise encore quelques mètres de terrain, et la roche primitive sera

mise à nu. Comment, d'ailleurs, ceux qui refuse-
ront d'admettre cette opinion, pourront-ils expliquer
la thermalité des eaux de Vichy? Il faudrait, dans
l'hypothèse où ces dernières sources prendraient naissance au milieu des terrains tertiaires, supposer que
la hauteur verticale de ces sédiments, mesurée depuis
le granit jusqu'à la surface du sol, est de plus de
quatorze cents mètres (1), ce qui est inadmissible.
On est bien près de la vérité en disant que la sonde
de M. Brosson a atteint des nappes d'eau placées
entre les argiles et les roches cristallisées, et que les
cent mètres qui mesurent la profondeur du puits artésien de Vichy, mesurent aussi celle des terrains
tertiaires.

Nous avons signalé précédemment les phénomènes
géologiques qui ont rendu l'intérieur du globe péné-
trable; mais comme ces phénomènes sont très-com-
pliqués et très-importants à connaître, nous allons
ajouter de nouveaux détails à ceux que nous avons
déjà donnés.

Les premiers soulèvements qui ont eu lieu durant
la deuxième période, ont pu être linéaires : les montagnes de l'Est nous en offrent un exemple; ou alter-

_____

(1) La source la plus chaude de Vichy marque 44° centigr.
Pour que l'eau acquière cette température, il faut qu'elle pénètre au moins à 1,400 mètres. Voyez plus loin la page 233.

nativement linéaires et radiés. (Plateaux et montagnes situés à l'occident de la Limagne.)

Il faut attribuer aux soulèvements nombreux et successifs qui ont tourmenté le sol de notre province, les dislocations considérables qui, faciles à comprendre et à expliquer après la sortie des premières éruptions, sont devenues très-compliquées et impossibles à décrire lorsque des éruptions nouvelles ont eu dérangé, à plusieurs reprises, les couches préexistantes. Et comme chaque filon volumineux a soulevé quelqu'une des roches sorties antérieurement, les assises de ces dernières, parallèles autrefois à la surface du globe, sont devenues plus tard obliques ou verticales.

Nous supposerons d'abord que les phénomènes se passent entre la croûte primordiale et les matières plutoniques qui ont paru les premières ; nous dirons ensuite les variétés que peut offrir la règle que nous allons poser.

Lorsque le soulèvement de l'écorce granitique a été opéré, des fissures se sont formées entre les roches soulevées et soulevantes, par suite du retrait qui s'est opéré lorsque ces dernières se sont refroidies. Ces fissures offrent une ouverture supérieure située sur les bords des lignes ou des cratères de soulèvements, et une ouverture inférieure qui correspond à l'endroit où le levier, représenté par l'écorce primitive, s'est brisé par contre-coup. Diverses particularités peuvent se présenter au niveau de cette faille inférieure (1).

1°. La fente est incomplétement remplie par un filon, l'eau minérale jaillit au point de contact du terrain primitif et de la roche plutonique.

2°. La croûte la plus ancienne a très-peu fléchi, la fissure est trop étroite pour laisser arriver les roches d'éjection jusqu'à la surface du sol ; l'eau minérale sort du terrain primitif. (Eaux de Saint-Maurice.)

3°. La faille est plus large, elle est comblée par les matières fluides de l'intérieur ; le refroidissement a lieu sous l'influence d'une haute pression ; ces matières ont fermé complétement la fente. Mais la roche primitive, chauffée et ébranlée, est creusée de fissures nombreuses d'où s'échappent les fontaines acidules. (Sources du Meritis, à Châteauneuf.)

4°. Les lames du terrain primordial qui sont relevées, quand un soulèvement linéaire a lieu, ne se meuvent point d'une seule pièce, elles se fracturent dans leur continuité, et des filons sortent par ces failles latérales. Ces filons peuvent être et sont quelquefois métallifères (2). Lorsque la faille inférieure

---

(1) Ces fissures existent non-seulement autour des grandes montagnes, mais encore sur les plateaux montagneux, et partout où le terrain primitif a été dérangé par des éruptions.

(2) L'une des sources de Barbecot, qui s'échappe à côté d'un filon de plomb sulfuré, donne la colique à ceux qui boivent de son eau. Cette eau contient sans doute des sels de plomb. (Fournet, Communication orale.)

n'offre point d'issue , les eaux sortent par les fentes latérales incomplétement bouchées par les filons dont nous venons de nous occuper. Telle est , sans doute , la série des phénomènes qui a donné naissance aux sources minérales de Barbecot et de Pranal, et à plusieurs fontaines acidules peu salines du plateau occidental et des petites vallées creusées sur le flanc des montagnes du Forez.

5°. Nous avons supposé que les eaux circulaient entre les roches plutoniques et les roches primitives : mais leurs conduits peuvent également être situés entre deux couches de terrains plutoniques de divers âges ; entre les terrains plutoniques et les trachytes, entre deux masses de trachytes sortis dans des temps différents.

6°. Enfin, il est possible que les changements survenus après les éruptions vulcaniennes aient modifié le cours de certaines sources , et qu'ils leur aient permis d'arriver dans les fentes qui les séparent des basaltes.

Ces observations terminées , recherchons les autres conditions du problème dont nous avons indiqué quelques-uns des éléments. Il ne suffit pas que les canaux destinés à conduire les eaux dans l'intérieur de la terre existent, il faut encore que la température de leurs parois soit assez basse pour que l'eau s'engage à une certaine profondeur sans se volatiliser. Lorsque le refroidissement a été suffisant pour qu'une longue colonne d'eau se soit formée, la pression qu'elle exerce empêche le liquide de se réduire en vapeur, et il peut ainsi acquérir une température de plus de 100° (1). L'époque où ces phénomènes ont eu lieu est, comme nous l'avons déjà dit, postérieure aux argiles et aux arkoses tertiaires, et antérieure à la période basaltique.

Suivons le trajet des eaux pluviales : ces liquides pénètrent par les failles supérieures et cheminent en descendant entre deux couches de différents âges ; arrivés à une grande profondeur, ils deviennent plus chauds, et rencontrent des courants d'acide carbonique et des vapeurs salines qui les rendent minérales et augmentent leur pouvoir dissolvant ; puis enfin ils remontent vers le sol et sortent par les divers ordres de failles inférieures signalées plus haut, après avoir emprunté quelques-uns de leurs éléments, mais non pas la totalité, aux roches qui forment les parois des canaux dans lesquels ils circulent.

Nous avons parlé de vapeurs, de gaz dissous par les eaux qui pénètrent dans les profondeurs de la terre : disons en passant que nous croyons, avec MM. Barse et de Boucheporn, que ces vapeurs salines et ces gaz se forment à la surface de la partie métallique du noyau central de la terre. Nous devons rappeler, pour rendre

---

(1) On sait que les liquides supportent, sans se volatiliser, une température d'autant plus élevée que la pression est plus forte.

cette opinion très-probable, que les eaux minérales de l'Auvergne qui sortent des terrains d'origine ignée et qui sont les plus abondantes, contiennent des quantités considérables de bicarbonate de chaux, de sulfate, de chlorhydrate ou de bicarbonate de soude (Saint-Nectaire, la Bourboule, Châtelguyon, Châteauneuf, St-Maurice). Evidemment elles n'ont point emprunté la plus grande partie de ces substances salines aux terrains d'où elles s'échappent; car les granits contiennent seulement de la silice et des silicates de potasse, d'alumine de magnésie et de fer, point de chaux, l'existence de la soude dans ces rochers est très-douteuse; les porphyres renfermant de l'albite donnent à l'analyse des quantités minimes de soude, de la silice, de l'alumine et de la potasse; les autres terrains plutoniques contiennent un peu de chaux, de magnésie et de fer, mais ils sont surtout composés de silice, d'alumine et de potasse.

Résumons les faits exposés précédemment et ceux qui seront indiqués à la fin de ce chapitre.

1°. Il existe entre les assises des terrains primitifs, plutoniques et volcaniques anciens, des fissures et des canaux, ayant la forme d'un syphon renversé. Des deux ouvertures de ce syphon irrégulier et flexueux, l'une supérieure occupe le bord des cratères et des lignes de soulèvement, elle reçoit les eaux qui coulent sur les montagnes et les plateaux; l'autre inférieure se rencontre vers les points où la croûte du globe, soulevée par les efforts des roches d'éjection, s'est brisée par contre-coup ; elle est placée sur le penchant des collines, et surtout au fond ou sur le bord des bassins et des vallées ; elle laisse sortir les eaux minérales.

2°. C'est par la chaleur centrale que les eaux médicinales sont réchauffées.

3°. La haute pression à laquelle ces liquides sont soumis dans le sein de la terre les empêche de se réduire en vapeurs, quoique certains d'entr'eux acquièrent une température qui dépasse cent degrés.

4°. Cette haute pression et la présence de l'acide carbonique rendent leur action dissolvante très-active.

5°. Les sels et l'acide carbonique ne sont point fournis par les terrains neptuniens, ils viennent des profondeurs de la terre.

6°. Loin d'avoir emprunté leur silice et leurs carbonates de chaux, de magnésie et de fer aux dépôts lacustres, les eaux acidules de la Basse-Auvergne ont versé dans la Limagne la plus grande partie des substances terreuses qui forment les calcaires qu'on y rencontre.

Avant d'aller plus loin, nous devons répondre à une objection importante. On peut dire que l'acide carbonique, en se dégageant au milieu des terrains d'origine ignée, devient un moteur puissant qui change les lois ordinaires de la physique, et fait monter l'eau plus haut que l'endroit où est placé le réservoir qui alimente les sources.

Un pareil système suppose nécessairement une

disposition exceptionnelle. Ses créateurs seront réduits à dire que les canaux aquifères représentent un instrument hydraulique semblable ou analogue à la fontaine de Héron. Mais a-t-on le droit d'appliquer une semblable hypothèse à toutes les sources acidules? C'est ce que nous ne pouvons admettre. Une théorie générale ne peut pas être basée sur une exception possible.

Notre explication se trouve, au contraire, en harmonie avec les observations et les opinions géologiques les plus modernes; elle s'appuie sur les lois les plus simples de l'hydraulique. Nous avons, en effet, appliqué aux sources minérales la théorie des puits artésiens; seulement, les liquides, au lieu de cheminer entre les assises des roches de sédiment, circulent entre les couches des terrains cristallisés et vulcaniens.

L'élasticité et la compressibilité de l'acide carbonique, les sinuosités des conduits peuvent rendre compte des intermittences des sources, du jaillissement passager d'une masse d'eau plus ou moins considérable, suivi ou non d'une disparition plus ou moins complète et momentanée d'une fontaine; mais elles ne sont pas la cause de l'élévation continue des eaux qui alimentent les fontaines médicinales des départements du Puy-de-Dôme, du Cantal et de l'Allier. Si le réservoir était placé plus bas que le point de sortie, le liquide refluerait, comme nous l'avons déjà dit, de son côté. Eh! qu'on n'invoque point les dimensions différentes des conduits afférents et de ceux qui servent à l'écoulement, car on observe des ouvertures de sortie de toutes grandeurs.

La réfutation qui précède n'est point un coup d'épée donné dans l'eau, elle s'applique aux assertions émises par l'auteur de la Statistique géologique et minéralogique du département de l'Allier, publiée en 1844, à Moulins.

« La température et la composition des eaux thermales, dit M. Boulanger, semble être également une conséquence de la chaleur intérieure de la terre ; les eaux d'infiltration de la surface, en pénétrant à travers les fissures de l'écorce du globe, peuvent arriver jusqu'à des parties fortement échauffées, dont elles prennent la haute température ; *pressées ensuite par les matières gazeuses, elles sont ramenées à la surface du sol,* après s'être chargées de divers principes gazeux et solides, qui ont la plus grande analogie avec les produits de toutes les éruptions volcaniques, et doivent conséquemment provenir des matières en liquéfaction dont se trouve formé le noyau terrestre (1). »

Quand on étudie avec soin les différents degrés de chaleur que présente la partie du globe, accessible à nos investigations, on reconnaît que la couche la plus superficielle est soumise à des variations de température assez considérables.

—————————

(1) Pages 20 et 40.
Cette théorie est empruntée à MM. Berthier et Pulvis.

A mesure qu'on descend, ces variations deviennent moins appréciables. Enfin, à dix ou quinze mètres, le thermomètre reste immobile.

Si l'on s'enfonce davantage, la chaleur devient de plus en plus grande.

Dans les mines de Cornouailles (Angleterre), le thermomètre, si l'on arrive à trois cent soixante-six mètres de profondeur, marque —+31°,1; la colonne mercuriel atteint —+36° lorsqu'on dépasse 522 mètres dans les mines de Guanaxato (Mexique).

Déterminons maintenant la profondeur à laquelle on est obligé de descendre pour faire monter le thermomètre de 1° centigrade (1).

	mètres.
A Decize (département de la Nièvre), un degré correspond à............	15
A Paris (Observatoire), à............	28
En Suisse, près de Bex, à..........	26
En Amérique (Guanaxato), à........	25
En Angleterre (Cornouailles) (2), à....	25

(1) M. Cordier admet que cette profondeur est de 25 mètres. Si l'on adopte ce chiffre, on arrive à ce résultat, que la température de la terre, à 10 myriamètres de profondeur, est de —+4000° centigr. ou 50° pyrométriques. A cette température, les laves et les rochers feldspathiques sont en pleine fusion. Il faut conclure de là que l'épaisseur de l'écorce solide du globe ne dépasse pas 1/60e du rayon terrestre. (Voy. Boulanger, p. 11 et 12.)

(2) Dans quelques localités, pour obtenir la même température, il faut s'enfoncer à une profondeur de 35 à 40 mètres. (Voyez Pouillet, tome 2, p. 644, 650 et suiv.) Edit. de 1836.

Adoptons le chiffre le plus large, celui de l'Observatoire de Paris, et appliquons-le aux eaux minérales de l'Auvergne. A Chaudesaigues, la source du Par marque +80°. Admettons provisoirement que son trajet de retour lui ait fait perdre +20°, sa température a dû être dans l'intérieur du globe de + 100°. Or, pour se réchauffer ainsi, il a fallu qu'elle soit descendue à deux mille huit cents mètres. La profondeur que l'eau atteint et le degré de chaleur qu'elle acquiert sont certainement plus considérables, car il est impossible qu'une source marquant + 100°, perde seulement 20° en parcourant un canal de 2,800 mètres, dont 400 mètres sont à une température de moins de 25° centigrades. Mais nous avons voulu éviter les objections en indiquant des chiffres aussi minimes que possible.

Au Mont-d'Or, les fontaines principales varient entre +42° à +45°; à la Bourboule, leur température est de +52°; à Saint-Nectaire, de +40° à + 44°; à Néris, de + 51°. Toutes ces fontaines sortent des trachytes ou des granits, et *il n'existe aucune houillère dans leur voisinage*. En présence d'un développement incessant, régulier et inépuisable de calorique, en présence surtout des expériences citées précédemment, et de celles qui ont été faites sur l'eau des puits artésiens, on est amené à conclure que la chaleur centrale est un fait réel et qu'elle est la cause de la thermalité des eaux minérales.

Le raisonnement dit que les eaux minérales, dans une localité donnée, doivent être d'autant plus chaudes qu'elles sont plus abondantes. Cette règle présente de rares exceptions, comme on peut le voir en parcourant le tableau suivant.

NOMS DES SOURCES.	Nombre de litres à la minute.	Température centigrade.
SOURCES DU DÉPART^t DU PUY-DE-DÔME.		
Murat-le-Quaire. { Grand bain de la Bourboule.	20	52
{ Source des Fièvres . . . . . ,	10	31o,5
Mont-d'Or. . . . { Source de la Madeleine. . . .	120	47
— Caroline	43	45
Bain de César	41	45
— de Rigny.	12	42
St-Nectaire (1). . { Petite source Boite.	22	44
{ Grande source Boite.	30	40
SOURCES DE VICHY ET DE CHAUDESAIGUES.		
Vichy. . . . . . . { Grand puits carré	97,8	44o,88
{ Source de l'Hôpital.	43,7	35o,25
Chaudesaigues. . { Source du Par	160	80
{ Sources Felgère.	25	57 à 70

(1) Un phénomène semblable a lieu dans les galeries nouvellement ouvertes par M. Serres. La petite source est plus chaude que la grande.

Au Mont-d'Or, des filets, de grosseur différente, contribuent à alimenter le Grand-Bain; les plus minces sont à +- 20 à 21°; les plus considérables, à +- 50° (Bertrand M.). A Châteauneuf et à Châtelguyon, les sources peu abondantes sont également les moins chaudes. Les exceptions que nous avons signalées tiennent sans doute à la rectitude plus grande des fentes qui conduisent les sources les plus chaudes à la surface de la terre (1).

C'est surtout lorsque les déviations ou l'allongement du trajet ont lieu près de la superficie de la terre que la perte de calorique devient très-grande.

A St-Nectaire, au bord de la prairie, les fontaines Serres, obstruées par des travertins, arrivaient par des fissures à direction horizontale; des fouilles bien dirigées ont conduit à l'endroit où l'eau s'enfonce directement de haut en bas; cette opération a transformé de minces jets d'eau tiède en sources abondantes marquant +- 40° à +- 44°;

2°. A Saint-Nectaire-d'en-Bas, on remarquait, en 1820, une fontaine minérale qui portait le nom de Source du Rocher; elle était située au-dessus de l'établissement Boite et faisait monter la colonne

---

(1) Nous n'avons point parlé des sources des terrains neptuniens, parce qu'il est impossible de prévoir les changements de température qui surviennent pendant qu'elles traversent les sédiments tertiaires.

mercurielle à +- 35° (1). En creusant au-dessous, on a découvert deux sources thermales beaucoup plus chaudes (à +- 40 et 44°), et la fontaine du Rocher a disparu;

3°. En passant au-dessous des travertins, les eaux minérales perdent aussi beaucoup de leur chaleur. A Royat, par exemple, le Bain des pauvres qui faisait monter le thermomètre à +- 31 ou 31°,5, était alimenté par des eaux qui, à quelques mètres au-dessus, donnent aujourd'hui +- 33° à +- 35°;

4°. Supposons qu'une source minérale, sortant des roches cristallisées, s'épanche en nappe au-dessous des terrains tertiaires, et parcoure un trajet d'une certaine longueur avant de jaillir sur les pentes des collines, on comprend qu'elle doit se refroidir. La première partie de cette supposition est très-probablement applicable aux puits artésiens de Vichy et de Cusset.

Les sources acidules de la Basse-Auvergne ne sont point groupées d'une manière irrégulière; la plupart suivent les lignes de failles qui occupent le fond des vallées, le bord ou le fond des bassins. Les principales séries de fissures sont parallèles aux grandes chaînes de montagnes et courent du sud au nord; les autres sont situées dans les vallées secondaires dont

(1) Pièces de la Préfecture.

la direction coupe à angles plus ou moins obtus les grandes lignes de soulèvement.

Appliquons ces données aux divers bassins hydrauliques du département du Puy-de-Dôme.

1°. Bassin de la Dore.

Plusieurs fontaines médicinales viennent sourdre au pied des montagnes de l'est, non loin des bords de la Dore et de la Dolore : ce sont celles de Dore-l'Eglise, d'Arlanc, d'Ambert et de Puy-Guillaume.

D'autres naissent sur les pentes occidentales de la chaîne du Forez. On les trouve à Grandrif, à Talaru (Ambert), et près de Job, de Marat, de Courpière, de Thiers et de Châteldon.

Sur le plateau central on remarque les eaux de Saint-Amant-Roche-Savine.

2°. Bassin de l'Allier.

Il est plus riche que les autres en sources médicinales, et les lignes de failles y sont beaucoup plus multipliées.

La ligne centrale suit le cours de l'Allier. En allant du sud au nord, elle présente les suintements de Nonette et de Coudes, les sources du Tambour, de Saint-Martial et de Saint-Maurice, les suintements de Dallet et les fontaines de Jose. En poursuivant au delà des limites du département, on rencontre les sources de Saint-Yorre, d'Hauterive et de Vichy.

Une seconde ligne court également du sud au nord; elle longe le bord occidental de la Limagne. Elle laisse sortir les eaux minérales de Boudes, de Chanonat, de Clermont, de Royat, de Chamalières, d'Enval, de Châtelguyon de Prompsat, de Gimeaux, de Beauregard-Vendon et du Montcel. Au delà, cette ligne se rapproche de l'Allier, puis elle marche de nouveau vers le nord et passe à Saint-Myon et à Chaptuzat.

Les pentes orientales des montagnes de l'ouest et de leurs soubassements, sont creusées de petites vallées dans lesquelles s'échappent plusieurs fontaines minérales. Celles de Ternant et d'Augnat naissent dans les vallées tributaires du Lembron ; celles de Compains, de la Villetour (Besse), de Saint-Diery, de Saurier et de Saint-Floret sont placées sur les bords de la Couse d'Issoire ; celles des communes du Chambon, du Vernet, de Saint-Nectaire, de Grandeirol et de Neschers sont situées sur les rives de la Couse, de Coudes ou de ses branches.

Sur la rive droite de l'Allier et à une certaine distance de ce cours d'eau, jaillissent les eaux de Sauxillanges, de Buron, de Laps et de Glaisne-Montaigut.

3°. Le bassin de la Dordogne présente les sources du Mont-d'Or et de Murat-le-Quaire, et dans des vallées accessoires celles de Chastreix, de Saint-Donnat et de Bourg-Lastic.

4°. Le bassin des Sioules nous offre, sur les bords de la rivière principale, les fontaines de Javelle, de

Châteaufort, de Barbecot, de Pranal, de Chalusset, de Montfermy et de Châteauneuf.

Sur les pentes occidentales des montagnes des monts Dômes et des plateaux qui leur servent de base, on voit les sources de Nébouzat, de Ceyssat, de Saint-Ours, de Pulverières (Chapdes-Beaufort) et de Saint-Georges-des-Monts. Sur la rive gauche de la Sioule, on trouve dans la commune de Saint-Priest-des-Champs la source minérale de Buffe-vent.

Les eaux acidules placées sur la même ligne de failles viennent-elles d'une nappe unique? Nous ne le pensons pas.

Les eaux de Royat sont moins chargées de sels et contiennent moins de sulfate de soude que celles de Châtelguyon. Ces dernières renferment à peine des traces de bicarbonate, et l'eau de Saint-Myon, située un peu plus au nord, en contient beaucoup.

Les substances dissoutes dans un litre d'eau d'En-val, pèsent un gramme; la même quantité de liquide, prise aux sources de Châtelguyon, laisse un résidu de près de cinq grammes et demi. Dans la même commune, dans la même vallée, des fontaines très-rapprochées forment des dépôts tout à fait différents (Saint-Alyre). Au Mont-d'Or, la source acidule froide de Sainte-Marguerite, qui n'est point saline, est très-rapprochée des sources thermales et salées.

Plus à l'ouest, dans la même vallée, les eaux de la Bourboule contiennent gr. 6,6 de matières solides, et celles du Mont-d'Or gr. 1,3 seulement (1).

Dans la commune de Châtelguyon, au contraire, presque toutes les eaux sont semblables; on peut donc supposer qu'elles proviennent de la même nappe. Quelques autres fontaines, sortant des terrains tertiaires, paraissent être dans le même cas. Telles sont celles du Tambour (Martres-de-Veyre), du Champ-des-Pauvres et de Jaude, de Royat et Chamalières, de Jose, de Vichy.

On peut admettre d'après cela que, dans certaines localités, les eaux médicinales, avant d'arriver à la surface du sol, forment au-dessous des roches cristallisées ou des terrains tertiaires des nappes qui alimentent plusieurs fontaines. Que sur d'autres points, des fontaines très-rapprochées arrivent par des canaux séparés des profondeurs de la terre. Disons enfin que ce n'est point d'un réservoir commun que partent toutes les sources qui suivent chacune des lignes de failles que nous avons indiquées.

----

(1) Voyez, à la fin de ce mémoire, les tableaux dans lesquels nous indiquons la composition des différentes sources minérales.

CHAPITRE III.

DES MODIFICATIONS ÉPROUVÉES PAR LES EAUX MINÉRALES
PENDANT LES PÉRIODES TERTIAIRE ET BASALTIQUE, A L'É-
POQUE DU DESSÉCHEMENT DE LA LIMAGNE, PENDANT LA
PÉRIODE D'INCRUSTATION ; DES FOUILLES ET DES SONDA-
GES APPLIQUÉS A LA RECHERCHE DES EAUX MINÉRALES.

A l'époque où les eaux minérales sont devenues
possibles en Auvergne, le fond et les bords de la
Limagne sont couverts d'argiles et d'arkoses qui se
relèvent aux endroits où elles s'appuient contre les roches cristallisées. La plupart des failles d'où s'échappent les sources médicinales du bassin tertiaire de
l'Allier, sont cachées par ces dépôts. Les fontaines
acidules qui se montrent près du bord de la rivière
principale, suivent un trajet très-long; elles atteignent le sommet des collines situées dans leur voisinage (Saint-Maurice). Celles qui jaillissent le long
du bord occidental de la plaine, remontent entre les
terrains neptuniens et plutoniques, jusqu'à la limite
supérieure des premiers; et, lorsque leur orifice est à
fleur d'eau, on voit se former dans cet endroit des
friganes ou des travertins. Sur les plateaux montagneux l'absence des terrains de sédiment ne gêne

nullement la sortie des eaux minérales qui a lieu directement (1).

Pendant toute la période qui nous occupe, les calcaires et les dépôts lacustres ont continuellement travaillé à diminuer le volume et le nombre des fontaines minérales en obstruant leurs conduits.

Quelques changements ont eu lieu pendant les
éruptions volcaniques anciennes. Le filon de wakite,
sur lequel a été bâtie la ville de Clermont, a percé de
bas en haut les calcaires de la plaine des Salins où il
a produit des effets analogues à ceux qui suivent le
sondage. Des sources minérales nombreuses qui
étaient emprisonnées ou qui allaient jaillir sur les
collines de Montjuzet et des Côtes, se sont montrées
autour de ce filon du côté de l'ouest et du nord-
ouest. Ce phénomène géologique a donné naissance
aux fontaines de Jaude, de Ste-Claire et de St-Alyre.

Il est probable que d'autres jets de matières basaltiques ont déterminé des effets semblables dans d'autres endroits, mais les sources qui arrivaient près de
ces filons ont disparu quand les torrents, en détruisant les calcaires, ont ouvert d'autres issues à ces
liquides.

L'existence des travertins, des quartz résinites et
des friganes autour des basaltes et des wakites qui

(1) Il faut excepter les sources de la plaine du Livradois qui
traversent des argiles.

couronnent plusieurs coteaux élevés, donne beaucoup de consistance à cette hypothèse (1).

Lorsque le lit de l'Allier s'est resserré, le fond et les bords 'du bassin arrosé par cette rivière ont été profondément et rapidement sillonnés par les ruisseaux. Les calcaires et les arkoses, détruits et entraînés, ont souvent laissé le terrain primitif à découvert, et plusieurs sources, dont les eaux remontaient, comme nous l'avons dit, jusqu'au-dessus des bords du bassin tertiaire, ont coulé dans les vallées nouvelles.

L'approfondissement des vallées a changé le trajet de beaucoup de fontaines parmi lesquelles on remarque :

1º. Sur la ligne de failles qui suit le cours de l'Allier, celles de Saint-Maurice et du Tambour ;

2º. Le long du bord occidental de la Limagne, celles d'Enval, de Châtelguyon, de Saint-Myon et de Chanonat.

Les montagnes de l'ouest, de l'est et du centre, ayant été creusées profondément par les cours d'eaux, les points où jaillissent les fontaines acidules ont été abaissés, et certaines sources qui étaient ensevelies ont pu arriver jusqu'à la surface du sol. A Barbecot et à Pranal ce sont les travaux des hommes qui ont amené ce résultat.

(1) Visiter les puys situés auprès de Vertaizon, les montagnes Saint-Sandoux, de Gergovia, de Saint-Maurice, etc.

On doit conclure de ce qui précède que les fontaines chargées d'acide carbonique, très-abondantes et fort multipliées au commencement de l'époque calcaire, sont devenues plus tard de moins en moins nombreuses. Mais, après la sortie des wakites, des issues nouvelles ont permis à quelques-unes de verser à la surface de la terre des quantités d'eau considérables. Enfin, après le dessèchement de l'Allier, plusieurs eaux minérales ont changé de cours et les quantités d'eau fournies par elles ont augmenté.

Etudions rapidement les modifications qui se sont opérées durant la période d'incrustation.

Les sources acidules des terrains cristallisés, des arkoses et des trachytes rétrécissent peu à peu les ouvertures d'où elles s'échappent en les remplissant ou en les recouvrant de dépôts d'arragonite, de calcaires ferrugineux ou de matières siliceuses. Gênés dans leur cours, les filets d'eau se divisent, diminuent ou disparaissent. (Saint-Nectaire, Martres-de-Veyre, Coudes, etc.)

Si les jets d'eau sont multiples et rapprochés, et s'ils ne sont pas tous placés à la même hauteur, les plus élevés déposent des sédiments dans l'intervalle des sources inférieures et finissent par jeter au-dessus d'elles un toit de pierre qui, à la longue, peut acquérir une épaisseur considérable. Ces dernières elles-mêmes incrustent les parois des canaux qu'elles parcourent, et des fontaines abondantes finissent par disparaître ou sont réduites à de minces proportions. (Quartier de Saint-Alyre, à Clermont; Royat.) Des couches de travertins, renfermant des géodes tapissées d'arragonite et des cavités remplies de carbonate de fer, se sont accumulées ainsi les unes au-dessus des autres et présentent sur certains points une élévation de plusieurs mètres.

A ceux qui voudraient nier l'engorgement des orifices des eaux minérales, nous rappellerons le fait arrivé à Royat. La grande piscine hexagone ne recevait plus d'eau, le fond de ce réservoir était couvert d'une couche très-dense de dépôts calcaires; un coup de pince en fer a brisé ces dépôts, et l'on a vu jaillir aussitôt une source donnant 12 à 13 litres d'eau à la minute et marquant +- 35° centigrades (1).

A Chaptuzat, les sédiments ont si bien étouffé les eaux acidules, qu'elles ne sont plus représentées que par deux ou trois minces filets qui sont restés là pour attester l'origine des frigames qui couronnent les collines des carrières de Chaptuzat et du bois de la Roche.

Ailleurs, les fontaines ont changé de cours ou bien elles ont été réduites à des suintements. Près de Gergovia, on remarque les eaux minérales de Chano-

---

(1) Des engorgements semblables se font nécessairement dans les bassins de Vichy, et ils doivent à la longue amoindrir les sources minérales.

nat ; près d'Artonne, on voit celles de Saint-Myon (1) ;
à Saint-Vincent, à Coudes, à Machal près du puy
de Mur, à Saint-Maurice, à Laps, etc., on trouve
des fontaines ou des suintements qui expliquent la
présence de travertins, ou des calcaires concrétionnés
sur les penchants ou le sommet des montagnes voisines. Mais dans d'autres lieux on chercherait en vain
les eaux minérales qui ont déposé les silex et la chaux
carbonatée incrustante qu'on y observe, elles ont disparu.

Il est arrivé à la partie supérieure de là ville d'Aigueperse, et sur la côte de Montpensier, un phénomène fort curieux. Des puits creusés au milieu des
calcaires marneux se sont remplis d'eau trouble,
chargée d'acide carbonique et exhalant une légère
odeur de bitume (2).

Il résulte de ce qui précède que les calcaires tertiaires, de même que les travertins et les alluvions,
ont sans cesse travaillé à rétrécir les canaux qui ramènent les eaux acidules à la surface du sol. On peut

---

(1) Nous pourrions allonger cette liste en citant les eaux de
Bord, de Châtelguyon, de Rouzat, de Gimeaux, de Prompsat,
qui ont également déposé autrefois des travertins sur des collines très-élevées.

(2) Au nord-ouest de la butte de Montpensier, à l'est, et à une
petite distance de la route de Paris, on trouve la *fontaine em-
poisonnée*; excavation pleine d'eau vaseuse, traversée par un
courant considérable d'acide carbonique.

déjà conclure de ces faits que les orifices actuels sont insuffisants, et qu'en les agrandissant à l'aide de travaux bien dirigés, on pourra augmenter le volume des fontaines existantes.

Lorsqu'on veut entreprendre des fouilles dans les terrains d'origine ignée, il faut détruire les travertins et poursuivre ensuite les filets d'eau minérale, en creusant des galeries à l'aide de la mine, jusqu'au moment où la source jaillit directement de bas en haut. Ces travaux augmentent les dimensions des canaux, et par suite, la température et le volume de l'eau.

Si les fontaines sont situées près d'un ruisseau ou d'une rivière, il faut agir avec beaucoup de précautions, car il est à craindre que les eaux douces parviennent jusqu'à la source minérale par les fissures que les fouilles ou la mine peuvent ouvrir ou augmenter. C'est ce qu'on a observé à Saint-Maurice (Jean Banc) et à Châtelguyon (source du Gargouilloux).

Si l'eau minérale sort des roches tertiaires et d'alluvions, on fait un creux de plusieurs mètres de profondeur, et quand on est arrivé au terrain solide, on réunit les eaux dans un puits dont la muraille est doublée intérieurement de ciment romain. Pendant qu'on fait cette construction, on se débarrasse des eaux et de l'acide carbonique à l'aide d'un ventilateur et de plusieurs pompes aspirantes et foulantes.

Les sources qui sortent de bas en haut des roches

cristallisées, trachytiques ou tertiaires, sont seules à l'abri des fouilles (1). Celles qui cheminent dans l'épaisseur ou au-dessous des alluvions, des brèches ou des dépôts de chaux carbonatée incrustante peuvent être coupées à l'aide de travaux convenablement faits.

A Royat, par exemple, on pourrait, en creusant dans le jardin appartenant à l'Hôpital-Général, arrêter une partie des sources de l'établissement. A Saint-Nectaire, la fontaine incrustante du mont Cornador, qui était recouverte de *brèches* fort anciennes, a été détournée par un voisin. On obtiendrait facilement des effets semblables en faisant des fouilles vers les parties moyennes et inférieures du faubourg Saint-Alyre de Clermont.

Après l'invention des puits artésiens ordinaires, les géologues s'empressèrent d'indiquer la théorie des sources jaillissantes; ils signalèrent en outre les circonstances qui peuvent engager à tenter des sondages. Leurs théories furent mises en doute ou tournées en ridicule, et cependant l'expérience a vérifié leurs conjectures.

La sonde a été appliquée avec succès, par M. Bros-

---

(1) Quand deux sources acidules proviennent d'une faille unique qui se divise dans les couches superficielles de la terre en deux canaux secondaires, on peut faire disparaître l'une d'elles en agrandissant et en rendant plus déclive l'ouverture de sortie de l'autre. On arrive aux mêmes résultats pour les sources qui sont cachées par des travertins.

son, à la recherche des eaux minérales ; et, au risque de rencontrer des incrédules, nous allons examiner les conditions qui rendent probable la découverte des fontaines de ce genre qui circulent ou forment des nappes au-dessous des terrains tertiaires.

Dans les grandes vallées où des terrains de sédiments se sont déposés et présentent des assises continues, les fentes des roches cristallisées qui donnent passage aux eaux minérales, occupent les parties les plus basses des plaines ou les bords des bassins ; elles correspondent à l'endroit où ces bords ont été brisés par les soulèvements.

Lorsque les liquides minéralisés ont dépassé les terrains plutoniques et primitifs, plusieurs phénomènes peuvent se présenter : 1°. les argiles et les arkoses n'ayant offert aucune fissure, l'eau minérale, après avoir donné naissance à une nappe plus ou moins considérable, est restée emprisonnée ; 2°. les sources ont rencontré, au contact des terrains tertiaires et cristallisés, des fissures, et elles sont arrivées jusqu'à la limite supérieure des arkoses et des calcaires et bien au-dessus du niveau des plaines ; 3°. des fissures plus directes ont permis aux fontaines de traverser les dépôts argileux de bas en haut, mais les ouvertures qui leur donnent issue, rétrécies et obstruées sont insuffisantes.

Voici maintenant les règles qui doivent diriger les personnes chargées d'exécuter le sondage.

Lorsque des eaux minérales jaillissent des terrains tertiaires, on doit supposer que la partie déclive de la vallée ou de la plaine correspond aux fissures d'où l'eau s'échappe ; c'est donc entre ce fond présumé et l'endroit où la source se fait jour qu'on doit donner le coup de sonde. La direction des couches tertiaires indiquera celle de la surface des roches plus profondes ; c'est entre les fontaines minérales et l'endroit où ces couches s'abaissent que les recherches seront faites. Cette règle, qui a toujours dirigé M. Brosson, ne l'a jamais trompé.

Lorsque plusieurs fontaines acidules jaillissent dans une localité très-circonscrite, c'est vers la partie la moins élevée du triangle formé par elles qu'il faut creuser le puits artésien.

Ces deux préceptes s'appliquent aux fontaines venant directement des roches tertiaires. Quand leurs orifices sont recouverts par des alluvions ou des travertins, il faut préalablement enlever ces derniers terrains.

L'existence de plusieurs issues, donnant passage à des sources acidules ne doit pas ôter l'espérance de réussir. Ces ouvertures, en effet, peuvent être insuffisantes pour laisser sortir toute la quantité d'eau qui s'épanche au-dessous des terrains de sédiment ; ou bien, la sonde peut tomber sur des nappes séparées des canaux parcourus par les fontaines déjà existantes. Citons un exemple : Un sondage a été fait près de l'établissement thermal de Vichy. Il est résulté de cette opération un puits artésien d'eau minérale faisant monter le thermomètre à moins de trente degrés, tandis que les [principales sources de cette localité marquent + 39 à + 44° centigrades. L'eau du puits jaillit à dix mètres au-dessus du sol ; celle des autres sources arrive avec peine à deux mètres, et quand on veut obtenir un niveau plus élevé, des fuites ont lieu dans les caves du voisinage (1). Enfin, l'eau du puits artésien n'offre pas tout à fait les mêmes qualités physiques que les eaux déjà analysées. (Lettre de M. Prunelle.)

Ces raisons nous semblent décisives et donnent gain de cause, dans l'espèce, à ceux qui prétendent que le puits artésien n'a point enlevé l'eau des sources anciennes.

Voici des faits qui confirment leur opinion :

La source Lucas a augmenté considérablement après les fouilles exécutées, il y a quelque temps, et cela malgré la présence du puits artésien. Qu'on agisse de même pour les autres fontaines, et l'on obtiendra très-probablement des résultats semblables.

A Royat, on a découvert des sources très-abondantes, sans enlever un litre d'eau à celles qui exis-

_____

(1) Ces fuites et l'engorgement des canaux occasionné par les dépôts de l'eau minérale, expliquent très-bien la diminution éprouvée par les sources de Vichy.

taient déjà (1). Les fouilles entreprises à Saint-Nectaire-d'en-Bas, près de la prairie et au mont Cornador, ont toujours augmenté le volume et la température des eaux. Il en a été de même au Mont-d'Or,
à Châteauneuf, à Châtelguyon et à Rouzat.

Ainsi, on peut établir, comme règle générale,
que les sondages et les fouilles ne nuisent point aux
fontaines anciennes. Mais nous devons ajouter une
restriction en ce qui concerne les sources de Vichy.
Les nappes d'eau placées entre les roches cristallisées et les argiles, sont comprimées par des masses d'acide carbonique qui facilitent leur ascension ;
ces masses d'acide carbonique peuvent communiquer
entre elles sans que les nappes se mélangent ; en
fournissant une issue trop directe et trop large aux
gaz, il est possible qu'on diminue la pression qui fait
monter les sources voisines. On ne leur a point pris
de leur eau, mais on a diminué la force qui les fait monter. Telle est, si nous en croyons les renseignements
que nous avons pris avec beaucoup de soin, l'hypothèse qui explique le mieux les faits qui ont été observés à Vichy.

Les sources minérales des terrains cristallisés et
des trachytes sont à l'abri des sondages, car les dépenses nécessitées par une entreprise de ce genre,

(1) Voyez la note de M. H. Lecoq, *Annales de thérapeutique*,
juin 1844.

dépasseraient de beaucoup la valeur des eaux, et le hasard seul pourrait faire rencontrer les canaux aquifères. Parmi les localités qui n'ont point été explorées, et dans lesquelles les puits artésiens d'eaux minérales auraient de grandes chances de réussite, nous citerons la vallée de Saint-Alyre, la plaine des Salins, le territoire de Saint-Mart et la plaine de Médague (Jose).

CHAPITRE IV.

AMÉNAGEMENT DES EAUX MINÉRALES , MOYEN DE LES RÉ-
CHAUFFER ; ÉTABLISSEMENTS THERMAUX ; MÉDECINS INS-
PECTEURS ; LÉGISLATION.

Tant que les eaux minérales sont enfermées dans les canaux ou les fissures des roches primitives , se-condaires ou tertiaires , tant qu'elles sont soumises à un certain degré de pression et soustraites au contact de l'air atmosphérique , elles ne s'altèrent point.

Mais aussitôt qu'elles sont arrivées à la surface du globe , aussitôt qu'elles ne sont plus comprimées , elles perdent une portion de leur acide carbonique et de leur chaleur, l'oxigène de l'air suroxide le sel martial , et des quantités variables de silice , de car-bonate et d'apocrénate de fer, de carbonate de chaux et de magnésie se précipitent.

Pour empêcher ces décompositions qui affaiblis-sent ou altèrent les propriétés médicinales des sources salines et acidules , il faut imiter les procédés de la nature et recevoir les liquides minéraux dans des ré-servoirs et des canaux parfaitement clos et munis de soupapes de pression. Ces canaux conduiront l'eau des fontaines depuis l'endroit où elle jaillit jusqu'aux piscines et aux buvettes.

Ces dernières auront la forme d'un réservoir clos, muni d'un robinet, et non point celle d'un bassin découvert, comme on l'observe à Vichy.

Lorsque l'eau ne sera pas très-chaude, le trajet sera aussi court que possible.

Ce système d'aménagement, indispensable dans les établissements thermaux, est également applicable aux sources froides, qu'il rend plus gazeuses. Déjà des essais ont été tentés avec le plus grand succès à Royat et à Châteaufort.

Voici l'appareil qui nous paraît le plus convenable :

Un petit puits carré ou circulaire est creusé dans le roc vif ou le calcaire, à l'aide du pic ou du ciseau; on circonscrit exactement la fente d'où s'échappe la fontaine, et on recouvre l'intérieur du puits d'une couche épaisse de béton préparé avec le ciment romain. Pendant tout ce travail, on se débarrasse de l'eau et des gaz à l'aide d'une pompe ou d'un syphon. Un autre procédé plus expéditif consiste à placer au-dessus de la fente un vaste tuyau en terre, et à combler avec du ciment ou du mortier hydraulique l'espace qui sépare ce tuyau des parois du puits.

Lorsque le mortier est suffisamment sec, on recouvre cette cavité avec une dalle en pierre ou un chapiteau de fonte; une ouverture placée vers le point culminant du chapiteau est bouchée par une rondelle de liége chargée d'un poids; cette rondelle est soulevée lorsque la pression exercée par les gaz de la source est par trop considérable.

Des canons de pistolets d'arçon ouverts à leurs deux bouts et recourbés en forme de syphon, traversent la voûte du puits ; la longue branche du syphon qu'ils représentent est plongée dans la source, l'autre laisse échapper l'eau minérale.

L'appareil étant ainsi disposé, l'acide carbonique s'accumule au-dessus de l'eau minérale, et la pression qu'il exerce empêche les gaz dissous de se séparer. Si la soupape de liége fonctionne mal, les fluides aériformes refluent, comme à Châteaufort, d'une manière intermittente, par les tuyaux, et l'on voit sortir alternativement des gaz et de l'eau.

Quand les sources sont incomplétement captées, comme à Châteldon et à Vichy, il faut charger très-peu la soupape de pression.

Si l'eau minérale arrive par le tube métallique d'un puits artésien, on peut conduire directement le liquide dans les bouteilles en établissant des robinets latéraux qui s'ouvrent dans le puits, au-dessous de la soupape qui ferme son orifice supérieur. Ce système a été appliqué avec beaucoup de bonheur par M. Lardy à la source de l'enclos des Célestins.

Indiquons maintenant les règles qui doivent présider à la construction des établissements thermaux.

a. Le sol des cabinets et des salles de bains sera un peu plus élevé que les terrains environnants. S'il est dominé, ce ne doit être que d'un seul côté ; de cette manière, l'aération est toujours très-facile.

b. Si la disposition des lieux le permet, les bâtiments seront groupés autour des sources, afin que le trajet parcouru par l'eau minérale soit aussi court que possible.

c. Les fontaines seront reçues dans des réservoirs en béton surmontés d'une voûte imperméable. Le sommet de cette voûte sera percé d'une ouverture fermée exactement par une soupape chargée d'un poids plus ou moins considérable, suivant le degré de pression qu'on désirera obtenir. Une étroite cheminée conduira le gaz hors de l'enceinte de l'établissement. Des tuyaux en fonte ou en verre amèneront l'eau dans les cavités ou l'on doit administrer le bain (1). On évitera, autant que possible, l'usage des tuyaux en plomb et en zinc, et des robinets en cuivre ; les robinets en verre sont préférables à tous les autres. Si les sources présentent des différences, soit sous le rapport de la température, soit sous celui de la composition, on les captera à part. On évitera de multiplier sans motif les réservoirs, parce que l'on perd de la chaleur.

d. Si l'on est obligé d'établir les bâtiments à une certaine distance des sources, on couvrira les réser-

---

(1) Ces règles s'appliquent aux sources acidules, salines, calcaires et ferrugineuses, et nullement aux sources sulfureuses.

voirs et les tuyaux de conduite d'une couche épaisse de charbon de bois pulvérisé, et on les protégera contre la pluie, à l'aide de constructions convenables. Les canaux seront placés à plus d'un demi-mètre de profondeur, et les tuyaux de distribution arriveront de bas en haut dans les piscines. De cette manière, on évitera que l'action refrigérente de l'atmosphère agisse sur eux.

e. Les baignoires doivent être très-grandes, afin que le corps des malades soit aussi éloigné que possible de leurs parois.

On pourrait les remplacer avec avantage par de petites piscines ayant un mètre de largeur et un mètre et demi de longueur et de profondeur. Des chaises en bois peint ou en jonc, à claire-voie, serviraient à asseoir les malades.

Les piscines grandes et petites et les baignoires peuvent être construites en marbre ou toute autre espèce de calcaire compacte, en porphyre, en trachyte, en basalte, en béton ou en chêne. Nous blâmons l'usage des pierres poreuses et des bois tendres, parce qu'ils ne peuvent point être nettoyés exactement. Les métaux ont l'inconvénient de s'oxider, de décomposer l'eau minérale et d'être trop bons conducteurs du calorique.

Les baignoires en zinc, placées dans l'établissement thermal de Royat en 1844, ont été percées au bout de quatre ou cinq mois.

f. Chaque baignoire ou piscine sera munie d'un

premier robinet destiné à verser de l'eau minérale, et d'un second robinet qui amènera de l'eau douce réchauffée. De cette manière, on pourra mitiger les bains, lorsqu'on le jugera nécessaire. Dans tous les cas, l'eau devra se renouveler continuellement pendant toute la durée de l'immersion, afin que la température du bain soit toujours la même.

Les ouvertures des robinets afférents seront situées sur les côtés des baignoires ou sous les siéges des piscines, à une très-petite distance du fond.

Chaque piscine ou baignoire sera munie d'un couvercle exactement adapté. Autour de l'ouverture destinée au passage de la tête, sera cloué un mantelet en taffetas ciré, qui embrassera le col du baigneur. Cet appareil est indispensable lorsque l'individu en traitement est très-sensible à l'action méphitique de l'acide carbonique. Un large tube ouvert près du bord supérieur de la cavité *balnéenne*, servira à l'écoulement des gaz et du trop-plein de l'eau.

g. Après chaque bain, on laissera écouler le liquide minéral ; on nettoiera avec soin les baignoires et les piscines, et on les remplira de nouveau. Ces précautions ont pour but d'empêcher le refroidissement des parois des réservoirs et la *transmission des maladies contagieuses* (1).

---

(1) En général, l'eau minérale dénature les virus et tue les acarus ; cependant, il n'en est pas toujours ainsi, et nous avons

h. Une ouverture, située vers la partie la plus basse du cabinet à bain et communiquant avec une cour ou un jardin, facilitera la sortie de l'acide carbonique. Un écran en bois, placé devant cette ouverture, à une petite distance de la muraille, protégera les baigneurs contre l'action des courants d'air.

i. Des vestiaires seront placés derrière les cabinets à bains, comme cela existait dans les anciens thermes. Quelques-uns d'entre eux seront assez grands pour recevoir des lits.

En organisant un établissement thermal d'après ces principes, on dépense beaucoup d'eau, beaucoup de terrain, mais on est certain que le liquide minéral conserve toutes ses propriétés thérapeutiques, que la température du bain ne varie pas, que l'asphyxie n'est pas à craindre, que les vêtements des malades ne sont point humides, et que des secours efficaces peuvent être administrés aux malades qui sont menacés d'asphyxie, de syncope, ou qui éprouvent des sueurs abondantes. Enfin en adoptant les petites piscines, on réunira tous les avantages des anciennes piscines, et on évitera de faire baigner en commun des personnes affectées de rhumatismes, de dartres et d'ulcères scrofuleux.

---

observé des exemples de gales prises dans un bain d'eau minérale.

Les précautions minutieuses et les modifications nouvelles que nous réclamons nous ont été inspirées par les réflexions judicieuses de M. Lavort, l'un des praticiens les plus distingués de Clermont. Dans une conversation qui a eu lieu au commencement de l'année 1843, ce médecin nous a fait ressortir avec beaucoup de talent et de justesse les avantages des piscines sur les baignoires, et les vices de l'aménagement des eaux minérales adopté dans plusieurs établissements thermaux de la Basse-Auvergne. Les observations de notre confrère nous ont d'autant plus facilement convaincu, qu'elles étaient entièrement d'accord avec les faits recueillis par nous depuis cinq ou six ans.

Peut-on réchauffer l'eau minérale sans modifier d'une manière sensible ses propriétés médicinales ? Nous croyons ce résultat possible. Mais lorsqu'une source acidule est destinée à subir l'action du calorique, elle doit être captée avec le plus grand soin, et aménagée dans des réservoirs et des canaux où elle est soumise à une pression considérable. D'autres conditions sont encore nécessaires :

L'eau minérale ne sera point chauffée au-delà de 60 degrés centigrades. A cette température, en la mélangeant avec des quantités variables d'eau minérale naturelle, on est à même de remplir toutes les indications ;

Aucune vapeur ne devra être introduite dans les réservoirs ;

La calorification sera opérée par des tuyaux en étain ou mieux en fonte, contenant des vapeurs aqueuses et qui traversent la partie inférieure du foudre dans lequel l'eau minérale sera renfermée.

Nous allons décrire l'un des nombreux appareils auxquels on peut avoir recours pour élever la température des sources acidules tièdes et froides.

Il se compose : 1°. d'un générateur muni de soupapes de sûreté et de deux tuyaux en métal que l'on peut fermer à volonté à l'aide de deux robinets. Le premier sert à réchauffer le liquide minéral, le second à alimenter les bains de vapeur que l'on établit ordinairement dans les thermes dont le matériel est bien entendu (1).

2°. D'une vaste cuve en bois dur exactement fermée à ses extrémités, et ressemblant aux grands tonneaux désignés par les viticulteurs sous le nom de *foudres*. Cette cuve sera remplie aux deux tiers ou aux trois quarts, afin que les gaz accumulés au-dessus du liquide facilitent son écoulement. Une soupape

———————————————————

(1) Si l'on est obligé de faire monter l'eau minérale à une certaine hauteur, on emploiera une pompe aspirante et foulante, dont toutes les pièces seront en fonte, en fer, en liége ou en cuir.

chargée d'un poids permettra de modérer à volonté le degré de pression qu'il sera nécessaire d'exercer.

3°. Plusieurs tubes en fonte traverseront la partie inférieure de la cuve, et la vapeur qui s'en échappera, servira à réchauffer de l'eau douce placée à part. Avec cette eau douce on pourra mitiger les bains quand les médecins le jugeront nécessaire.

4°. Des tubes séparés apporteront aux baignoires l'eau minérale, l'eau douce réchauffée et l'eau minérale naturelle. Des robinets serviront à régler la quantité de chacun des liquides qui doit couler pendant toute la durée du bain, afin que la température et l'activité de l'eau médicinale soient toujours les mêmes.

Pour qu'un établissement thermal puisse prospérer, il faut que les sources qui l'alimentent soient abondantes, que la température de ses fontaines soit élevée et que les substances qui entrent dans la composition de l'eau minérale lui donnent un certain degré d'activité.

Examinons les ressources que présentent, sous ce point de vue, les localités les plus importantes de l'Auvergne et du Bourbonnais (1).

_____

(1) Nous nous sommes abstenus de parler de Bourbon-l'Archambault, parce que nous manquons de renseignements précis sur cet établissement.

NOMS DES SOURCES.	Température centigrade.	Litres à la minute (1).	Dose des sels par litre.
SOURCES MINÉRALES DU DÉPARTEMENT DU PUY-DE-DÔME.			Milligr.
Murat-le-Q. (Gr.-Bain de la Bourboule)	+52°	20	5,996
Mont-d'Or.	+42° à +45°	267	1,555
St-Nectaire (Sources Boëte et Mandon).	+57° à +44°	102	6,203
St-Nectaire (Mont-Cornador). . . .	+40°	50	3,758
Châteauneuf (Grand-Bain au Méritis).	+57° à +58°	160	3,325
Châteauneuf (Bain temp. au Méritis).	+56° à +57°	90	3,240
Royat (Etablissem. de la commune). .	+55°,5	280	4,170
Châtelguyon (la Vern. et la Planche. .	+35°	102	5,450
Saint-Maurice (Ste-Marguerite). . .	+53° à +54°	abondante.	5,500
Saint-Nectaire (Se Pauline).	+52°	peu abond.	6,203
Châteauneuf (Bain Auguste). . . .	+51° à +52°	20	3,520
Châteauneuf (Bain frais).	+51° à +52°	20	»
Royat (Bain de César).	+51° à +52°	25	3,600
Châteauneuf (Bain de la Rotonde) . .	+51°	80	2,110
Châteauneuf (Bain du Petit-Rocher).	+50° à +51°	71	2,400
Beauregard-V. (Rouzat).	+50° à +51°	abondante.	2,850
Clermont-F. (Saint-Alyre).	+20° à +24°	71	4,640
Châteldon.	+13°	peu abond.	1,336
Arlanc.	froide.	peu abond.	0,892
SOURCES MINÉRALES DE NÉRIS, DE VICHY ET DE CHAUDESAIGUES.			
Néris.	+51°	69	1,000
Vichy (Grand-Bassin carré).	+44°,88	97	6,553
Vichy (Source de l'Hôpital)	+53,25°	43	6,681
Chaudesaigues (Source du Par) . . .	+80°	160	0,957
Chaudesaigues (Sources Felgère). .	+57° à +70°	25	0,944

La température la plus généralement applicable aux rhumatismes est de + 36 à + 45° centigrades ;

---

(1) Le jaugeage a été fait, pour le Mont-d'Or, par M. Bertrand ; pour Royat, par le docteur Nivet ; pour la Bourboule, par M. Lecoq ; pour Châtelguyon, par M. Barse. Dans les autres localités, il nous a été indiqué par les régisseurs et les propriétaires des bains.

mais on peut descendre jusqu'à **31** et **32°** quand on traite des personnes affectées de scrofules, de névralgies, de rachitisme et d'affections chroniques des viscères abdominaux. Il résulte de là que les eaux de Rouzat, de Saint-Maurice, de Saint-Alyre, des Bordats, de Châtelguyon et de Royat, devront être réchauffées en partie, si l'on veut les rendre propres à guérir toutes les maladies qui réclament l'usage externe des eaux thermales acidules et salines.

Jetons un coup-d'œil rapide sur l'aménagement actuel des sources minérales qui font le sujet de notre étude.

A Châteauneuf, à Châtelguyon et à Saint-Maurice, on a conservé le système des piscines. Ces réservoirs sont bâtis immédiatement à côté ou au-dessus des sources.

Les fontaines de Châteauneuf (Méritis), sont assez abondantes pour alimenter un établissement d'une certaine importance; mais il faudrait, comme nous l'avons écrit ailleurs, construire une digue pour repousser la Sioule vers l'est, agrandir le bâtiment du bain chaud, établir de vastes baignoires et des douches sur les terrains disputés à la rivière, et réunir à cet établissement le bain frais, le bain tempéré et les deux sources de la rivière. Un fossé creusé dans lit de la Sioule, et rempli de béton, empêcherait les fuites de ce côté, et permettrait d'élever le sol des réservoirs au-dessus de leur niveau actuel.

A Châtelguyon, on rencontrerait, pour obtenir des résultats d'une certaine valeur, des difficultés de terrains difficiles à vaincre.

Enfin, on ne pourra faire des constructions autour des sources de Saint-Maurice qu'après avoir construit une digue qui coûterait dix fois plus que ne valent les eaux minérales.

Les thermes de Saint-Alyre, de Châteldon, de Rouzat, du Mont-Cornador, de la Bourboule, de Royat et de Saint-Nectaire, renferment seulement des baignoires. Les trois premiers possèdent des baignoires en bois ; ceux de la Bourboule, du Mont-Cornador et de Royat, des baignoires en pierre ; ceux de Saint-Nectaire-d'en-Bas, des baignoires en béton. Les tuyaux de conduite sont en plomb. A Néris et au Mont-d'Or on a adopté un système mixte : on y trouve en effet des baignoires et de vastes piscines. Au Mont-d'Or, le baignoires sont en trachyte, et les eaux arrivent par des aquéducs en pierre de taille, recouverts de dalles, ou par des tuyaux métalliques. Les piscines ne sont pas construites au-dessus des sources. Les baignoires, les cabinets, les bains, les piscines, tout est parfaitement établi. Nous n'avons qu'un seul reproche à faire à cet établissement. Si nos souvenirs ne nous trompent point, et ils remontent à 1835, les aquéducs et les réservoirs ne sont pas si exactement fermés qu'une partie de l'acide carbonique ne puisse s'échapper, ce qui favorise la séparation des principes terreux. Il serait facile de faire disparaître cet inconvénient. Ce reproche doit être, à plus forte raison, adressé aux autres thermes de notre pays.

Les établissements de la Bourboule, du Mont-Cornador, de Rouzat et de Saint-Alyre exigeraient quelques améliorations, mais l'eau manquerait si on voulait les agrandir.

Il n'en est pas de même de ceux de Royat et de Saint-Nectaire-d'en-Bas.

A Saint-Nectaire, il serait convenable de réunir les sources Boîte et Mandon. Alors l'établissement pourrait être fort étendu.

A Royat, il suffirait de réchauffer une portion du liquide minéral et de faire des constructions suffisantes et bien entendues, pour appeler un grand nombre de malades dans cette localité. Quoique les cabinets soient petits et mal aérés, et que l'eau ne soit pas assez chaude, le produit net, en 1844, a été de 5,500 fr., ce qui fait plus du cinquième du revenu net du Mont-d'Or.

L'établissement de Vichy est très-beau, mais l'aménagement des eaux est mal entendu. Des bassins découverts servent de buvettes, les baignoires sont en bois ou en pierre poreuse de Volvic.

A Chaudesaigues, trois petits établissements ont

été formés, il y a quelques années; ils appartiennent à des particuliers; ils contiennent des baignoires, des étuves et des douches.

Les eaux de la commune de Chaudesaigues sont très-abondantes et très-chaudes, on pourrait y créer un vaste établissement; mais comme elles sont peu actives, le nombre des maladies qu'on y traitera sera toujours très-limité.

Le gouvernement nomme quelquefois deux médecins inspecteurs dans chaque établissement thermal. Qu'en résulte-t-il? c'est qu'il s'établit des luttes d'amour-propre qui finissent par des luttes scientifiques. Les opinions les plus contradictoires sont imprimées, et les malades indécis tombent dans un scepticisme dangereux pour leur santé, fâcheux pour la réputation des eaux minérales. Peut-être pourrait-on diminuer ou faire cesser cet état de choses en exigeant que tous les travaux publiés par les inspecteurs soient préalablement soumis au contrôle de l'Académie royale de médecine de Paris.

Certaines localités peu importantes possèdent un seul médecin et plusieurs thermes appartenant à des propriétaires différents : autre inconvénient. Chaque propriétaire, sans tenir compte de la température de ses bains et de la nature de la maladie, trouve toujours que les malades qui lui sont envoyés sont trop peu nombreux, et ces accusations sont surtout très-fréquentes, lorsqu'on peut supposer que le médecin est personnellement intéressé à protéger tel établissement plutôt que tel autre. En soumettant les eaux minérales au régime des mines, ou en obligeant les propriétaires des établissements placés dans une circonscription déterminée à affermer ces établissements à un fermier unique, on ferait disparaître ces graves inconvénients.

Les pouvoirs accordés aux médecins inspecteurs des établissements particuliers ne sont point assez étendus. Obligés qu'ils sont de ménager tout le monde, afin de conserver leur place, ils n'ont point assez d'autorité pour faire marcher régulièrement le service.

Cette observation ne s'applique nullement au Mont-d'Or dont l'établissement est parfaitement dirigé et organisé.

Nous n'avons plus qu'un mot à ajouter avant de terminer ce chapitre. Il résulte de la teneur de l'article 641 et de l'interprétation que la cour suprême a donnée de l'article 642 du code civil (1) ; qu'un propriétaire, quand il s'est borné à faire des travaux sur le champ qui lui appartient, n'acquiert aucun droit sur les eaux des sources qui viennent des champs placés à côté ou au-dessus du sien. A plus forte raison

_____

(1) Dall., an. 1812, 1,599 ; et an. 1837, 1,365.

n'a-t-il aucun droit sur les sources que découvre son voisin en faisant des fouilles ou des puits artésiens. Citons un exemple :

La commune de Royat a bâti un établissement thermal partie sur son terrain , partie sur un champ appartenant à l'administration des hôpitaux. Or , comme une portion des sources thermales naît dans le champ des hospices, on comprend que ces derniers pourraient couper ces sources sans que ladite commune soit en droit de réclamer, car la loi ne fait des réserves qu'en ce qui concerne les fontaines d'eau douce servant à alimenter un village.

Cette supposition s'est réalisée à St-Nectaire-d'en-Haut. Une fontaine incrustante cheminait sous des brèches alluviales, elle a été coupée par le possesseur d'un champ voisin, ce qui a entraîné un procès dispendieux qui s'est heureusement terminé par un arrangement à l'amiable. Il est urgent, dans de telles circonstances, que la loi protége les propriétés des départements, des communes et des particuliers contre les envahissements, et qu'elle donne de la stabilité aux établissements actuels qui ont exigé des dépenses considérables devant lesquels on reculera dorénavant si la législation n'est pas modifiée.

CHAPITRE V.

DES CAUSES QUI FONT VARIER LES ANALYSES DES SOURCES
MINÉRALES ; RÉFLEXIONS SUR L'ANALYSE DES FONTAINES
ACIDULES ET SALINES ; ACTION DISSOLVANTE DE L'ACIDE
CARBONIQUE ; MATIÈRE ORGANIQUE ; GAZ LIBRES ET DIS-
SOUS ; INCRUSTATIONS ; INFLUENCE DES ORAGES.

Les chimistes n'ayant point adopté, quand ils ont
étudié les eaux minérales, des méthodes fixes et invariables, leurs travaux se sont trouvés inexacts ou
disparates. Il est, pour cette raison, impossible d'apprécier la valeur relative et quelquefois même la valeur absolue de leurs analyses. Beaucoup aussi se
sont bornés à signaler le poids des substances obtenues
par les divers traitements qu'ils ont fait subir au résidu,
et ils ont négligé de dire combien pèsent les sels qui
restent après l'évaporation d'une quantité d'eau déterminée. D'après Vauquelin, par exemple, un litre
d'eau de Saint-Mart renferme 3,815 milligrammes
de carbonates de soude, de magnésie et de chaux,
d'oxide de fer et de chlorure de sodium, et cette eau
contient en réalité 4,500 milligrammes de matières
solides. La perte est de 685 milligrammes. Elle représente la silice, la matière organique, le sulfate de

soude, etc., dont le célèbre académicien a négligé de s'occuper.

Les données publiées par le pharmacien Vallet méritent les mêmes reproches.

Le défaut d'accord, en ce qui concerne les détails, peut aussi tenir à ce que les chimistes ont suivi des méthodes d'analyse entièrement différentes (1).

Il est des cas enfin où les dissemblances doivent être attribuées à un oubli. MM. Boullay et Henri n'ont point reconnu la présence du carbonate de chaux dans les sources de Saint-Nectaire-d'en-Bas (sources Boète ou du Rocher (2), et cependant il existe bien réellement. Nous nous en sommes assuré par l'analyse, et nous avons constaté en outre que ces eaux abandonnent de l'arragonite.

Les eaux minérales renferment-elles des proportions invariables de substances salines ? La réponse à cette question varie suivant les localités. Berzélius a observé des changements sensibles à Carlsbad. En évaporant, à une distance de plusieurs mois, des eaux minérales de Jaude, de Royat, de Châtelguyon et de Saint-Maurice, nous avons trouvé des différences qui sont allées jusqu'à un vingtième du poids du ré-

_____

(1) Le procédé suivi par Vauquelin ne ressemble en rien à celui qui est consigné dans les ouvrages de MM. Henri, Thénard et Berzélius.

(2) Journal de pharmacie, tome XIII, page 87.

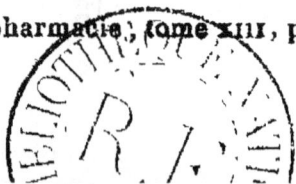

sidu salin. Notons bien que toujours la,dessication a été faite de la même manière. Ces dissemblances sont encore plus marquées lorsque l'on compare des évaporations faites à des époques très-éloignées. Le tableau suivant en offre la preuve.

NOMS DES SOURCES.	Expériences faites par Duclos, en 1675.	Expériences faites au 19e siècle.
	Milligr.	Milligr.
Mont-d'Or (Bain de César).	3,521 (1)	1,538 (2)
La Bourboule.	5,894	5,996
Vic-le-Comte (Saint-Maurice)	5,208	5,500
Les Martres-de-Veyre. . . . . :	5,494	5,000
Jose	2,892	4,340
Jaude.	1,808	2,440
Châtelguyon.	5,813	5,450
Saint-Myon	5,533	5,050
Vichy.	5,894	5,031 (3)
Chaudesaigues.	0,877	0,959
Néris.	0,159 (1)	1,000

Les différences sont plus sensibles encore quand on compare les analyses des sources étrangères à la Basse-Auvergne, celles de l'eau de Seltz par exemple.

(1) Ces chiffres sont très-probablement inexacts.

(2) Avant 1823, M. Michel Bertrand a obtenu, pour chaque litre d'eau de la source de la Madeleine, 1260 millig. de substances salines; en 1845, de l'eau puisée à la même fontaine nous a laissé un résidu parfaitement sec, pesant 1300 milligr.

(3) Le chiffre consigné dans ce tableau est celui qui a été obtenu par MM. Berthier et Puvis; car M. Longchamp a trouvé plus de 6,532 milligrammes.

Ce résultat est mis en évidence dans le résumé indiqué ci-dessous :

NOMS DES SELS.	Bergman.	Westrumb	Caventou	Bischoff.
	Gram.	Gram.	Gram.	Gram.
Carbonate de soude....	0,5665	2,6500	1,0500	1,0140
Sels divers.........	3,6833	3,4460	2,6500	3,5590
Total des sels par litre d'eau........	4,2498	6,0960	3,6600	4,5750

Des changements survenus dans les sources peuvent seuls expliquer des variations aussi considérables, et nous croyons que cet exemple suffit pour démontrer que la composition des eaux minérales n'est pas constamment la même, et cependant les effets thérapeutiques varient peu.

Les causes d'erreurs si nombreuses reproduites dans cet article, la présence de la matière organique ; des circonstances qui nous sont encore inconnues rendent très-difficile la recherche des substances contenues en très-petite quantité dans les eaux minérales, et empêchent la chimie de donner au thérapeutiste des renseignements complets. Elles l'empêchent aussi d'indiquer des chiffres parfaitement exacts, et de reproduire intégralement les sels dont la détermination est possible dans l'état actuel de la science. Ces faits bien constatés, nous sommes en droit de demander comment il se fait que plusieurs chimistes n'aient point éprouvé des pertes pendant leurs opérations ?

Malgré les chances d'erreurs énumérées, et dont nous n'avons point cherché, comme on l'a vu, à affaiblir la valeur ou le nombre, nous déclarons hautement que les analyses des eaux minérales sont utiles, nécessaires, même lorsqu'elles sont incomplètes. Qu'importe, en effet, si l'on examine la question au point de vue de la thérapeutique, que quelques atomes de phosphate ou de sulfate de chaux, de sel de strontiane, de lithine, d'alumine, de manganèse ou de silice aient échappé aux investigations du chimiste, pourvu que l'on connaisse la présence et la proportion des sels les plus actifs ?

On peut objecter que des doses peu élevées d'iodures et de bromures peuvent ajouter des propriétés nouvelles ; soit : mais nous pouvons, en attendant, utiliser les éléments connus. La clinique d'ailleurs sert à rectifier les indications incomplètes, et pour les sources nouvelles la comparaison avec les fontaines placées dans le voisinage peut fournir des résultats importants. Ainsi, lorsque, dans une localité déterminée, deux fontaines minérales sortent des mêmes terrains et offrent une température et une composition analogues, on peut conclure que très-probablement elles ont les mêmes propriétés médicinales. Des différences assez notables dans la proportion des sels n'empêchent même point dans quelque cas cette conclusion d'être applicable.

Laissons maintenant de côté les hypothèses et

résumons les données que nous ont fournies les expériences faites dans le laboratoire.

L'analyse qualitative telle qu'elle est indiquée par les auteurs modernes, nous a fait découvrir dans les eaux minérales soumises à notre examen, des carbonates de soude, de potasse, de chaux, de strontiane, de magnésie et de fer; des chlorures de potassium et de sodium, des sulfates de chaux et de soude, de l'alumine, de la silice, de l'apocrénate de fer et de la matière organique. C'est donc sur ces diverses substances que portera spécialement notre examen. Mais nous devons dire que M. Aubergier père a trouvé du manganèse dans les eaux du plateau Saint-Martial, que MM. Henri et Boullay ont découvert de la lithine dans celles de Vichy, et du phosphate de chaux dans celles de Châteldon. Enfin M. Girardin, en décomposant les travertins de Saint-Alyre, a reconnu qu'ils contenaient des doses minimes de phosphates d'alumine et de manganèse.

Nous passerons sous silence les procédés d'analyse suivis par nous; ils ont été empruntés aux ouvrages de MM. Berzélius, Thénard et Girardin de Rouen; mais nous croyons utile de signaler le moyen que nous avons employé pour séparer le sulfure de sodium de l'acide sulfhydrique dissous dans l'eau minérale du puy de la Poix. Ce procédé n'est point indiqué dans les livres classiques.

a. On sait que l'hydrogène sulfuré décompose

l'acide arsénieux, tandis que les hydrosulfates n'attaquent pas sensiblement cet oxacide. (Orfila.) Ce fait nous a engagé à nous servir de l'acide arsénieux pour séparer l'acide sulfhydrique libre de celui qui est combiné. Pour arriver à ce résultat, nous avons ajouté goutte à goutte dans un litre d'eau minérale du puy de la Poix, récemment recueillie, une solution d'acide arsénieux : nous avons agité la liqueur, et nous avons exactement bouché l'éprouvette à pied où se faisait l'opération ; au bout de quelques heures, nous avons séparé le sulfure d'arsenic par la filtration; son poids nous a permis de déterminer la quantité d'acide sulfhydrique dissoute dans l'eau du puy de la Poix.

b. L'eau mère a été mêlée à une nouvelle quantité de solution d'acide arsénieux, puis on a ajouté lentement et goutte à goutte de l'acide chlorydrique étendu d'eau distillée ; pendant ce temps, on agitait doucement la liqueur avec un tube en verre ; un précipité jaune, abondant de sesquisulfure d'arsenic s'est de nouveau séparé ; il représentait le soufre combiné au sodium.

Avant d'examiner les modifications qui résultent de la présence dans les sources minérales d'un excès d'acide carbonique, il convient de rappeler quelques expériences importantes.

1°. Si l'on enferme dans des vases en verre, solides et bien bouchés, de très-petites quantités de proto-carbonates de chaux, de magnésie, de strontiane ou de fer, récemment précipités et encore humides; si l'on y introduit de l'eau fortement chargée d'acide carbonique, on reconnaît que ces différents sels passent à l'état de bisels, et qu'ils sont dissous complétement s'ils sont purs. Cette expérience a été faite par Berzélius, et nous l'avons répétée avec un succès complet.

2°. Le carbonate de soude a la propriété de dissoudre l'oxide de silicium (1). Nous avons, en outre, reconnu par expérience que sous une très-haute pression la silice gélatineuse se dissout en petite quantité dans l'acide carbonique.

3°. En étudiant la composition des travertins, on a constaté que l'alumine (2) et l'oxide de manganèse sont à l'état de sous-phosphates. La présence d'un excès d'acide carbonique dans les eaux minérales doit, lorsque la compression est forte, faire passer ces sels à l'état de phosphates acides solubles (3).

4°. Les incrustations déposées par les sources minérales renferment des quantités notables de sulfate de chaux, et quelques-unes de ces eaux contiennent

(1) Soubeiran, article : Eaux minérales du Dictionnaire de médecine. Paris, 1835, page 79.

(2) Les eaux de Châtelguyon nous ont présenté des traces de sulfate d'alumine.

(3) Cette opinion, émise dans un mémoire envoyé par nous à l'Académie de médecine de Paris, avant la fin de 1845, se trouve confirmée par les recherches de M. Dumas. (Académie des sciences, séance du 30 novembre 1846.)

à peine des traces de sulfate calcaire (St-Alyre). On doit supposer, dans ce cas, que ce sel provient d'une décomposition partielle du carbonate de chaux par le sulfate de soude, qui a lieu après que l'eau a perdu une portion de son acide carbonique. A Châtelguyon, cette hypothèse devient inutile, car les sources de cette localité renferment des quantités notables de sélénite.

De ces expériences et des faits consignés plus haut, on doit conclure :

a. Que la soude et la potasse s'emparent de la presque totalité des acides sulfurique et chlorhydrique. Lorsqu'elles sont en excès, ce qui arrive presque toujours, une portion de ces bases se combine à l'acide carbonique. Néanmoins, nous avons quelquefois trouvé des traces de chlorure de magnésium, d'alumine et de sulfate de chaux ; mais nous n'avons rencontré des quantités notables de ce dernier sel que dans les sources de Châtelguyon, qui sont privées de carbonates alcalins.

b. La presque totalité de la chaux, de la magnésie, de la strontiane, est à l'état de bicarbonate.

c. La silice est dissoute, soit par l'acide carbonique, soit par la soude.

d. La plus grande partie de l'alumine et du manganèse est combinée à un excès d'acide phosphorique.

e. Quant au fer, il est presque entièrement à l'état de bicarbonate de protoxide. Une petite portion de l'oxide martial est cependant associée aux acides organiques désignés, dans ces derniers temps, sous les noms d'acides crénique et apocrénique. Examinons successivement chacun des membres de cette dernière proposition.

L'oxide de fer est bien réellement à l'état de protoxide ; s'il en était autrement, le dépôt obtenu par l'évaporation des eaux exécutée en vases clos serait coloré, ce qui n'a presque jamais lieu. Ce même dépôt calciné à l'air dans une capsule en argent, prend, au contraire, une teinte rougeâtre très-prononcée.

On remarque, en outre, que les sédiments abandonnés dans les fentes des rochers et à l'abri de la lumière, sont tout à fait blancs.

L'apocrénate de fer est beaucoup moins abondant que le bicarbonate de protoxide. Dans les sources de Royat et de Jaude, il forme la dixième partie environ du sel martial ; à Saint-Nectaire, la proportion du sel végéto-minéral est encore plus minime.

La matière organique des eaux minérales n'est point un principe organique simple, une partie de cette matière est soluble dans l'alcool, et une autre dans l'eau. Après qu'elle a été chauffée, elle ne se dissout plus complétement dans ces véhicules.

En outre, une certaine quantité de cette même matière, combinée à l'oxide de fer, revêt des caractères tout particuliers ; soumise à certaines expériences, elle donne naissance à un apocrénate de cuivre, qui est de couleur brune, et à un crénate de même base, qui est brun verdâtre.

La matière organique non combinée au fer existe dans toutes les eaux minérales salines et ferrugineuses de l'Auvergne et du Bourbonnais que nous avons visitées ou dont l'analyse a été faite avec soin. Elle abonde à Néris, à Vichy, à Chaudesaigues, à Saint-Nectaire, à la Bourboule, à Saint-Alyre et à Châtelguyon ; elle existe au Mont-d'Or, à Rouzat, Courpière, Médague, Grandeyrol, Royat, Châteldon, etc.

A une petite distance du point où la source minérale se trouve en contact avec l'air atmosphérique, elle s'organise et vient nager à la surface de l'eau sous la forme de filaments ou d'une écume jaune verdâtre, verte ou rouge verdâtre. En étudiant avec soin cette écume et ces filaments au microscope, on reconnaît qu'ils sont constitués par des fragments de tubes transparents et incolores ou colorés en vert, qui paraissent articulés les uns au bout des autres.

Ces filaments, qui se trouvent placés sur la limite du règne végétal et animal, sont entremêlés d'une grande quantité de monades et d'un certain nombre d'animaux microscopiques de forme ovale, moitié moins gros que les rotifères, et renfermant des corpuscules arrondis. Nous y avons aussi constamment rencontré des rotifères à une seule rangée de cils, et des anguilles blanches ou rougeâtres, un peu moins longues que celles de la colle. Cet examen a été fait

sur la matière organique des eaux de St-Nectaire,
de Royat et de Saint-Alyre.

Ces animaux microscopiques ne diffèrent en rien
de ceux que nous avons observés dans les eaux des
mares de la plaine de Vaugirard, près de Paris.

Nous avons vainement cherché des animalcules
dans les eaux de Jaude, de Saint-Alyre et de Royat,
lorsqu'elles ont été puisées à la sortie de la roche
tertiaire. MM. Bertrand fils et Dumas, de Paris, ne
les ont point trouvés non plus au Mont-d'Or. Mais
il paraît, d'après ces savants, que l'une des sources
de Saint-Nectaire-d'en-Bas en contient. La présence
de ces animalcules ne peut être expliquée qu'en admettant que les canaux souterrains de cette fontaine
communiquent avec quelque réservoir rempli d'air qui
permet à la matière végéto-animale de s'organiser.

Nous n'avons point cherché, lorsque nous avons
fait nos analyses, à déterminer les proportions de la
matière organique, nous devons en dire les raisons.
On ne peut arriver à séparer cette matière de sels
solubles et insolubles qu'en la carbonisant, mais
alors elle ne présente plus que le squelette de ce
qu'elle était, et cette donnée devient insignifiante.
Nous devons déclarer ici que nous ne comprenons
point comment certains chimistes sont arrivés à donner, avec tant de précision, les doses de cette matière, dont une portion est entraînée par les précipités
chaque fois qu'on opère une réaction.

Si c'est en soustrayant le chiffre total des sels trouvés par l'analyse, du poids du résidu obtenu pendant l'évaporation d'une quantité déterminée de liquide minéral, nous objecterons que ce résultat est très-incertain, en raison des causes de perte signalées plus haut.

Les proportions et la nature des gaz que les eaux minérales de l'Auvergne tiennent en dissolution ou laissent échapper à l'état libre, n'ont été déterminées que pour un très-petit nombre de sources, encore la plupart des expériences sont-elles incomplètes. Presque toujours les chimistes se sont bornés à déterminer la proportion de l'acide carbonique sans dire la dose de l'azote et de l'oxigène. Les analyses elles-mêmes ne peuvent inspirer qu'une confiance médiocre, car elles ne sont pas entièrement d'accord entre elles. D'après Berthier et Puvis, les eaux de Vichy renferment 1149 millilitres de gaz acide carbonique ; d'après Longchamp, elles en contiennent 475 à 649 millilitres par litre d'eau.

Pour que les recherches de ce genre aient quelque valeur, il faut que tous les chimistes adoptent le même procédé, qu'ils agissent à la même époque de l'année et au milieu des mêmes circonstances météorologiques. Il faut encore que les fontaines soient aménagées de la même manière. Les bassins de Vichy et l'appareil de Châteaufort ne peuvent point donner des résultats comparables. Les précautions que nous venons de signaler n'ayant point été prises, nous nous abstiendrons de citer les chiffres publiés, et nous nous bornerons à indiquer quelques observations générales :

1°. Les eaux minérales sont d'autant plus gazeuses que leur température est plus basse, et que les courants de gaz qui les traversent sont plus nombreux ;

2°. Dans toutes les sources de l'Auvergne, une partie des fluides aériformes est à l'état de dissolution, une autre partie de ces fluides est libre et s'échappe incessamment en les faisant bouillonner.

En projetant des corps poreux dans les sources très-acidules, on provoque la séparation d'une partie des gaz dissous ;

3°. Les gaz dissous et libres se composent presque partout d'une grande quantité d'acide carbonique et d'une très-petite quantité d'azote et d'oxigène (1) ;

---

(1) M. Girardin dit que les gaz de la fontaine de Saint-Alyre renferment :

1°. Acide carbonique.	68,83
2°. Azote.	25.59
3°. Oxigène.	5,58
Total.	100,00

Voici, d'après M. Chevalier, la composition des gaz qui traversent les eaux de Châteldon :

Acide carbonique.	99,00
Oxigène.	0,35
Azote	0,65
Total.	100,00

4°. A Châteauneuf, à Saint-Nectaire et à Thiers, ces gaz sont mélangés avec une quantité impondérable d'hydrogène sulfuré. Ce dernier acide a été reconnu soit à l'odeur qu'il répand quand on agite l'eau, soit à la couleur brune qu'il donne aux pièces d'argent plongées dans la source, soit enfin aux modifications qu'il imprime à la couleur du papier imbibé de sous-acétate de plomb que l'on suspend au-dessus des fontaines. A la Bourboule, l'acide sulfhydrique est, d'après M. Lecoq, combiné à la soude;

5°. Une seule fontaine minérale nous a présenté des proportions considérables d'hydrogène sulfuré et de sulfure de sodium, elle jaillit au pied du puy de la Poix. Comme nous avons fait ailleurs l'histoire de cette fontaine, nous n'en reparlerons point ici (1);

6°. A Néris, les gaz libres se composent de 97 pour 100 d'azote, et de 3 pour 100 d'acide carbonique.

Etudions maintenant la manière dont s'opère le dépôt successif de la silice et des divers carbonates terreux qui forment les travertins récents. Les propositions qui suivent résument les observations et les expériences faites par nous à Saint-Nectaire, à Saint-Alyre, à Royat et à Châtelguyon :

1°. Le dépôt est presque nul partout où l'eau

(1) Voyez notre Dictionnaire des eaux minérales, article : Puy de la Poix.

comprimée ne peut point se séparer de l'acide carbonique ;

2°. La séparation commence aussitôt que le liquide
minéral est arrivé au contact de l'air libre ;

3°. A une petite distance de la source, le carbonate
et l'apocrénate de fer prédominent, le dépôt est rougeâtre, léger, comme boueux ;

4°. A mesure qu'on s'éloigne du point de sortie,
les sels de fer diminuent ; le silice et les carbonates
de chaux et de magnésie prédominent de plus en
plus, et les dépôts sont blancs et solides ;

5°. Si la séparation des sels terreux se fait rapidement et sous l'eau, l'incrustation est cristalline à sa
surface, et offre une texture fibreuse dans son intérieur comme l'arragonite ;

6°. La filtration, l'absence de la lumière, la pri-
vation d'air atmosphérique rend les dépôts blancs.
La filtration arrête le carbonate de fer à mesure
qu'il se précipite ; le manque d'air et de lumière
empêche le proto-carbonate de fer, qui est blanc, de
se colorer en passant à l'état de sesqui-carbonate (1);

_____

(1) Cette loi explique pourquoi les infiltrations d'eaux minérales dans les fentes des roches tertiaires ou primitives (eaux du
Tambour et de Saint-Nectaire), des alluvions et des cailloux
roulés (Châtelguyon et Montpeiroux), et des travertins (Saint-
Alyre), produisent des arragonites parfaitement blanches.

7°. Nous avons dit que les dépôts calcaires, abandonnés par les eaux minérales du bassin de l'Allier, offrent tous les caractères physiques de l'arragonite ; nous devons ajouter que tous ceux qui ont été analysés avec soin par nous ou par M. Girardin, offrent aussi les caractères chimiques de cette substance minérale ; ils renferment du carbonate de strontiane ;

8°. Une cause inconnue, indépendante de la température et de la composition, fait que certaines eaux se débarrassent promptement de leur sel martial, et produisent ensuite des incrustations peu colorées, brillantes et cristallines. (Petite source de Saint-Alyre, fontaine de Saint-Nectaire.)

L'approche des orages semble augmenter la quantité d'acide carbonique rejetée par les eaux minérales. Ce qu'il y a de certain, c'est que, dans ces circonstances, les lieux où sont enfermées des sources acidules deviennent très-dangereux à habiter.

Les malades qui fréquentent les bains d'eaux minérales ressentent alors des malaises, de l'oppression, de la céphalalgie, et quelquefois même, si le cabinet est mal aéré, des symptômes annonçant une asphyxie plus ou moins complète.

Plusieurs causes concourent à la production de ces phénomènes.

1°. Presque toutes les personnes nerveuses ou at-

teintes de rhumatismes, de goutte, d'affections dartreuses chroniques, de tubercules ou de cavernes
pulmonaires, éprouvent un malaise plus ou moins
considérable, lorsque l'atmosphère est chargée de
nuages orageux ; il n'est pas étonnant que ce malaise
devienne plus considérable, lorsqu'aux effets de
l'électricité vient s'ajouter l'action de l'acide carbonique.

2°. A l'approche des orages, l'atmosphère est plus
calme, plus chaude et plus humide; le renouvellement
de l'air se fait moins facilement ; le gaz méphitique
doit prédominer davantage. Mais on assure en outre
qu'il est plus abondant, ou au moins qu'il se sépare
de l'eau en plus grande quantité. Aussi est-ce surtout au milieu des circonstances météorologiques citées plus haut que les asphyxies sont fréquentes dans
les établissements thermaux mal aérés.

Vers 1767 un soldat espagnol voulut se baigner,
à l'approche d'un orage, dans le bâtiment du bain de
César, au Mont-d'Or ; on voulut s'y opposer, il ré-
sista et il mourut asphyxié (1).

A Royat, où le sol des cabinets est à plusieurs pieds
au-dessous du niveau des terrains environnants, on a
observé plusieurs cas d'asphyxies incomplètes en 1843
et 1844.

_____

(1) Brieude.

3°. M. Bertrand (Michel) admet en outre que les eaux minérales sont chargées, lorsque l'orage est près d'éclater, d'une certaine quantité de fluide électrique qui n'est pas étrangère aux accidents indiqués précédemment.

CHAPITRE VI.

HISTORIQUE; GÉNÉRALITÉS SUR LES EFFETS THÉRAPEUTI-
QUES DES EAUX MINÉRALES.

« Bien des siècles avant que la médecine eût la pré-
tention d'être une science, à l'origine, les premiers
habitants du globe avaient, tout comme nous aujour-
d'hui, cherché des remèdes à leurs maux. Hélas! et
vraisemblablement aussi, de même que celles de leurs
fils, bien plus souvent encore les espérances des pères
avaient été déçues.

» Ces moyens de guérison, la nature seule devait
et pouvait alors les fournir à ses sauvages enfants ; car
leur main était, il faut le croire, peu habile à manier
le creuset et le fourneau d'où l'on a fait depuis jaillir
tant de miracles.

» La vapeur s'élevant des eaux thermales, leur odeur
particulière souvent bien caractérisée, et mieux que
tout le reste leur chaleur, propre à elles seules, constante malgré toutes les influences du dehors et sans
explication alors prochaine ni possible, voilà, ce semble, autant de circonstances qui durent impressionner
les hommes de cette première époque. Pour toutes
les imaginations, surtout quand elles sont vives et

neuves, le merveilleux appelle la foi. Une tentative heureuse amena rapidement d'autres essais. Les maux étaient simples, les organisations vigoureuses, dans toute leur sève et leur puissance, toutes fraîches encore échappées des mains de la nature : les bons résultats des eaux thermales purent donc se produire de loin en loin et puis se répéter à mesure que se multipliaient les expériences. Le bonheur et l'espérance sont deux habiles convertisseurs. Plus accessibles à la reconnaissance que puissants raisonneurs, trop ignorants et trop naïfs encore pour s'élever jusqu'à l'ingratitude par le savoir, les malades guéris parlaient de leur cure et en exaltaient la cause miraculeuse. Ils se faisaient ainsi les fondateurs et les ministres d'un culte nouveau ; et celui-là du moins avait toute la foi et le respect des sectaires. Ainsi se forma, grandit et se consolida la clientelle des eaux minérales (1). »

Doit-on ranger parmi les fables et les romans ce passage si bien écrit du docteur Pierre Bertrand ? Tel n'est pas notre avis. Tous les peuples, barbares ou civilisés, ont utilisé les eaux minérales bien avant l'époque où les progrès de la civilisation et des sciences ont créé les médecins.

Les livres saints (2), les récits des voyageurs et les

---

(1) **Royat et le Mont-d'Or**, par M. Pierre Bertrand. *Annales de l'Auvergne*, 1845, page 321.
(2) Evangile selon saint Jean, c. v ; et Jean Banc, page 24.

ouvrages des historiens et des naturalistes nous apprennent que les Hébreux, les Persans, les Mogoliens, les Egyptiens (1), les Grecs, les Arabes et les Africains (2) ont fréquenté de toute antiquité les fontaines salines acidules et sulfureuses. La nation romaine a fait plus que les autres un usage fréquent et avantageux des sources thermales. On trouve en Europe et sur le littoral de l'Afrique des ruines d'établissements créés par le peuple-roi partout où il existe des fontaines chaudes et abondantes. Les observations recueillies en Auvergne par les archéologues confirment les assertions des historiens.

Plusieurs des eaux thermales de cette province ont été connues et fréquentées par les Gaulois. Les deux autels druidiques situés auprès de Saint-Nectaire-d'en-Bas et la grande piscine en madriers de sapin découverte, en 1823, sous les fondements des anciens thermes du Mont-d'Or rendent cette opinion presque certaine (3). Ce dernier village présente, ainsi que la ville de Néris, des ruines fort curieuses qui remontent très-probablement à l'époque romaine. Cette

(1) Chomel, page x.
(2) Jean Banc, page 24, 2.
(3) Cette piscine était recouverte par une couche de travertin dont l'épaisseur était de 12 décimètres, et ce travertin lui-même supportait une partie du mur de façade de l'ancien établissement romain. (Voyez dans notre Dictionnaire des eaux minérales les mots : Saint-Nectaire et Mont-d'Or.)

opinion, admise par Jean Banc, Chomel et M. Michel Bertrand, repose sur des observations archéologiques auxquelles personne n'a opposé des objections sérieuses. On peut supposer aussi, avec quelque vraisemblance, que les piscines décombrées sur le territoire des communes de Royat, de Chamalières, de Clermont, de Beauregard et de Vichy ont été construites à une époque très-reculée, peut-être avant l'introduction de la religion catholique en France.

Bien du temps s'écoule ensuite pendant lequel les eaux minérales de l'Auvergne qui avaient été très-fréquentées, sont entièrement abandonnées.

Doit-on attribuer cet abandon au caprice, à la mode, ainsi que le pensait Jean Banc (1), ou à l'introduction de la religion chrétienne, comme le voulait Bordeu (2)? nous ne le pensons pas. L'opinion suivante nous paraît bien plus probable, elle résulte des faits signalés par M. M. Bertrand. Les désastres qui accompagnent les guerres et les grandes inondations ayant

---

(1) Qui ne cognoist le peuple, dit Jean Banc, et principallement le françois, a hurté à toute nouueauté. Page 34, 2.

(2) Les chrétiens, dit cet auteur, fixant cet objet du côté de la mondanité, et jugeant qu'ils appartenaient aux rêveries du paganisme, les trouvaient déplacés; ils se concentraient dans leur ménage, et s'occupaient peu de la propreté et de la santé du corps; ils ne pensaient qu'à celles de l'âme. Les valétudinaires allaient ensevelir leurs infirmités dans des maisons religieuses, devenues l'objet principal des sensations dans ces siècles. (Boutron-Charlard et Patissier, page 4.)

enseveli sous des ruines ou des alluvions la plupart de nos établissements thermaux anciens, le peuple a dû les abandonner à une époque où la misère générale empêchait la reconstruction de ces monuments, à une époque où la guerre civile rendait les routes peu sûres et préoccupait vivement les esprits. Quoi qu'il en soit, ces bains sont tombés en désuétude jusqu'au huitième siècle, et ils n'ont été fréquentés par un grand nombre de malades qu'après le seizième.

Nous avons abrégé la partie archéologique de ce récit, afin de donner plus de développement à l'histoire des propriétés thérapeutiques. Si nous avons dépassé les limites que nous imposait le titre de cet ouvrage, c'est que nous avions à cœur de prouver que les anciens connaissaient mieux les eaux minérales qu'on ne le pense généralement aujourd'hui; c'est que nous avons voulu rendre aux véritables inventeurs, de vieilles innovations dont on nous vante tous les jours la nouveauté. La découverte des moyens pratiques est difficile aujourd'hui, et notre tâche se borne presque toujours à expliquer et à perfectionner. Ainsi, nous trouvons dans Aétius la base fondamentale du traitement de la goutte. Ce médecin nous a appris que l'on devait opposer le carbonate de soude à cette terrible maladie. Cette médication a été ensuite perfectionnée par les praticiens anglais qui ont administré le bicarbonate de soude, par M. Petit qui a conseillé les eaux alcalines de Vichy.

Les Grecs, les Latins et les Arabes ont apprécié mieux qu'on ne le suppose dans nos ouvrages modernes, la composition et les propriétés des eaux minérales, et si l'on n'a point compris, dans ces derniers temps, toute la valeur de leurs opinions, c'est qu'on n'a point fait une étude convenable des changements survenus dans la nomenclature chimique, vers la fin du xvi° ou au commencement du xvii° siècle.

Avant de citer les ouvrages des anciens, nous allons expliquer ce qu'ils entendaient par nitre et eaux nitreuses. Le nitre des anciens, dit Fouet (1), « est un sel qui se trouvait autrefois en Egypte, en abondance ; on le tirait des mines et s'appelait minéral ou fossile ; outre ce naturel, l'on en faisait d'artificiel de l'eau du Nil qui est fort imprégnée de ce sel ; car, au rapport du jeune Pline, il y avait des fosses appelées nitrières le long du Nil, comme nos salines le long de nos mers. Ce nitre estait fort en usage chez nos anciens, comme je feray voir cy-après ; mais de nos jours il n'est plus en usage... On luy a substitué le salpestre qui n'approche guères de sa nature, car il est fort âcre et mordicant, dangereux pour l'estomach ; il y a mesme des praticiens aujourd'hui qui le rejettent, quelque préparation et changement que l'art luy puisse

---

(1) Fouet, auteur du *Secret des bains et des eaux minérales de Vichy* (Paris, 1679), est né à Vichy.

donner, puisqu'il ne sçaurait le dépoüiller entièrement de sa pointe tranchante et corrosive.

» Mais le *nitre* des anciens est un sel familier à notre nature ; il est à la vérité un peu piquant, mais non pas corrosif et brûlant...

» Le salpestre fulmine jetté sur les charbons, et fait des détonations meslé avec le souphre et jetté dans un creuset enflammé... »

Le *nitre* ne fulmine point (1).

Consultons les minéralogistes : Deux sels se trouvent en Egypte ; l'un est l'azotate de potasse, le salpêtre ; il fulmine et détonne quand on le jette sur les charbons ardents, ce n'est pas le nitre des anciens ; l'autre est le carbonate de soude, le natron ; il est dissous dans les grands amas d'eaux stagnantes, situées dans le bassin du Nil ; il a donné son nom à l'une des vallées de ce pays, la vallée des Lacs du Natron, située à vingt lieues du Caire (2). Il existe, à l'état de bicarbonate, dans une foule d'eaux minérales, tandis que le nitrate de potasse s'y trouve rarement. Ces faits ne démontrent-ils point d'une manière évi-

---

(1) Les assertions de Fouet (pages 60 et suivantes), sont appuyées sur les recherches qu'il a faites dans les livres de Pline, de Galien, de Dioscoride, de Mathicole, etc.

(2) *Eléments de minéralogie*, de MM. H. Lecoq et Girardin, tome II, p. 141 et 167. Paris, 1826.

dente que le nitre des anciens est le carbonate de soude des modernes, et que les changements introduits dans la nomenclature chimique un peu avant l'époque où vivait le médecin Fouet, ont donné le change aux médecins modernes.

Cette proposition qui nous paraît inattaquable, nous conduit à cette autre conclusion que les eaux nitreuses des anciens ne sont autres que celles désignées aujourd'hui sous le nom de sources alcalines (1). Voyons quelles propriétés les anciens attribuaient aux eaux alcalines et au natron.

« Hippocrate, ce grand naturaliste, s'est servi du nitre pour resoudre et deterger, pour les tumeurs froides, pour les ulcères malins et invétérés, pour les ulcères de la matrice, comme on peut le voir dans son livre de la Stérilité et en bien d'autres endroits. (Fouet, page 64.) »

Dioscoride et son commentateur Mathiole ont donné sur les effets du nitre et des eaux nitreuses des renseignements qui ne manquent point d'un certain intérêt. Le nitre est bon dans les tranchées et les ventosités, les hydropisies et les paralysies.

Les eaux nitreuses troublent le corps, évacuent le

_____

(1) Nous sommes convaincu que ces recherches historiques donneront la clef d'une foule d'opinions émises par les auteurs anciens, et qui étaient autrefois inintelligibles pour les bibliographes modernes.

phlegme, rendent les femmes stériles propres à porter des enfants, *et consomment toutes scrofules et écrouelles*. (Fouet.)

Pline ajoute que ces liquides empêchent l'avortement, qu'ils sont utiles dans les maladies des nerfs, les faiblesses des jambes, les sciatiques, les luxations, les ruptures, les ulcères, les maux de tête, d'oreille et d'yeux ; ils vident le ventre.

Les eaux de Spa guérissent les fièvres intermittentes, tierces et quartes (1) ; celles de Tongres dissipent la gravelle (2). Fouet auquel nous empruntons quelques-uns de ces détails renvoie les incrédules aux ouvrages de Théophraste, Scribonius, Largus, Vitruve, Paul Æginette et Archigène dans Aétius ; aux livres de Cardan Scaliger, Angelus Sala, Andernachus, Baccius, Sebizius et tous ceux qui approuvent l'emploi des eaux *nitreuses*.

Aétius (3) opposait à la goutte une liqueur saline préparée avec le nitre. Or, nous savons que ce nitre n'est rien autre chose que le carbonate de soude.

« Longtemps avant la découverte de l'acide urique, dit M. Patissier, les alcalis qui en sont le meilleur dissolvant avaient été recommandés dans le traite-

---

(1) Fouet.
(2) Chomel, xii.
(3) *Compendium de médecine pratique*, par Monneret et Fleury, tome iv, page 362.

ment de la goutte par plusieurs médecins, et particulièrement par Hoffmann, Van-Swieten, Quarin et par Desbois de Rochefort ; mais comme ces substances étaient employées à l'état pur, elles étaient difficilement supportées par l'estomac, et ne pouvaient être administrées qu'à de très-faibles doses. Cet inconvénient n'avait point échappé à Colborne et Falconner, médecins anglais, et à Ingen-Housz qui, dès l'année 1795, avaient déjà remarqué que les alcalis sont d'autant mieux supportés par nos organes, qu'ils sont plus saturés par l'acide carbonique (1).

En 1660, les opinions émises au commencement du dix-septième siècle par Fouet et Jean Banc avaient germé dans les esprits, et beaucoup de médecins opposaient fréquemment les eaux minérales aux maladies chroniques. Cette manière d'agir était fortement blâmée par les Galenistes, au nombre desquels nous devons placer le célèbre Guy Patin. Il est vrai de dire que les Galenistes condamnaient l'usage du quina, du mercure et de l'émétique, ce qui diminue considérablement l'importance de leur jugement.

Dans ces temps de luttes scolastiques, où les plus belles découvertes thérapeutiques valaient à ceux qui les adoptaient le surnom de charlatans, les eaux alca-

(1) Rapport sur l'emploi des eaux minérales de Vichy dans le traitement de la goutte, par M. Patissier, publié par M. Petit. Paris, 1849, page 29.

lines de Saint-Myon ont été prescrites par le médecin Valot, au cardinal Mazarin, qui était atteint d'une goutte articulaire très-grave (1). Mais cette administration des sources minérales n'était point érigée en précepte, et pendant deux siècles on a cessé d'y avoir recours. C'est M. Charles Petit qui, le premier, a remis en honneur ce précieux remède (2).

Nous lui attribuons tout le mérite de cette *rénovation*, car la note manuscrite confiée en **1818** par M. Lucas à M. Patissier était inconnue du monde médical, et sans doute aussi de M. le docteur Petit, lorsque ce dernier a publié ses observations.

M. Lucas prescrivait les eaux de la source de l'Hôpital aux malades affectés de gouttes indéterminées qui troublent les fonctions du système digestif (3).

Revenons maintenant sur nos pas, et complétons les données historiques qui précèdent.

Strabon décrit une source à laquelle il attribue la propriété de briser la pierre dans la vessie et d'évacuer le gravier. Plusieurs médecins grecs pensent que les eaux minérales purgent, guérissent la colique, la paralysie et les contractures des nerfs. Ces eaux inspirent

---

(1) Guy-Patin, tome II. Lettre 212, page 148; et lettr. 206 et 209.

(2) Quelques Considérations sur la nature de la goutte et sur son traitement par les eaux thermales de Vichy. Paris, 1835.

(3) Rapport de M. Patissier, page 10.

tant de confiance aux anciens, lorsqu'il s'agit de traiter les maladies des voies urinaires, que plusieurs les ont désignées sous le nom d'*Aquæ Vesicariæ* (1). D'après Oribase, les eaux ferrugineuses conviennent aux personnes affectées de maladies de l'estomac et du foie ; Aétius recommande les sources sulfureuses à ceux qui ont des affections nerveuses ou rhumatismales, des lèpres, des gales ou des dartres.

Parcourons rapidement les époques plus rapprochées de nous. L'empereur César Auguste est guéri par les eaux de Baïes d'un catarrhe pulmonaire compliqué d'Anasarque (2).

Charlemagne, pendant son règne, prépare la réputation des eaux d'Aix-la-Chapelle (3).

Henri III, d'après le conseil de Myron, son premier médecin, fait usage des eaux de Bourbon-Lancy (4) ; et Henri IV, avant de monter sur le trône de France, se rend aux eaux des Pyrénées. Enfin, en 1596, Baccius publie un traité sur les eaux thermales les plus célèbres de l'Europe (5).

« Jusqu'alors, les sources minérales étaient le rendez-vous des joueurs et des baladins des provin-

---

(1) Chomel, pages 12 et 13.
(2) Boutron-Charlard et Patissier, pages 2 et 3.
(3) Boutron-Charlard et Patissier.
(4) Jean Banc, page 33.
(5) Boutran-Charlard et Patissier.

ces ; l'administration des eaux était abandonnée à des charlatans qui en imposaient facilement à l'aveugle et superstitieuse crédulité (1). » Mais vers la fin du seizième siècle, l'emploi des sources acidules et salines devient général. Aussi Jean Banc a-t-il intitulé son livre : la *Mémoire renouvellée des merveilles des eaux natvrelles.*

Disons quelles étaient alors les opinions professées par les médecins les plus érudits.

Les eaux minérales, froides et tièdes, prises en boisson, guérissent les tumeurs de la rate (Fouet), l'imbécillité et les obstructions du foie, la cachexie, l'hydropisie, *les calculs mous et non achevés de lier, les arénules ou sable* des reins et de la vessie (J. Banc). Les eaux de Vichy détruisent le calcul, pourvu qu'il soit d'une grosseur proportionnée aux urétères. (Fouet.)

Ces eaux médicinales sont utiles dans la *paresse de l'érection*, l'inflammation de la prostate, les *gonorrhées mesmes confirmées par une longueur extrême d'années*, les flueurs blanches immodérées, l'aménorrhée, les *intempératures de la génération de la femme qui causent la stérilité* (J. Banc).

« C'est chose admirable, ajoute Jean Banc, de l'vtilité que rend ceste eau aux mauuaises affections

(1) Boutron-Charlard et Patissier.

de l'estomach et du ventriculle : elle en appaise les douleurs les plus inuetérées, guérit la nausée, le vomissement, le hauquet, le desgoutement, la voulime (boulimie), l'appétit canin, la coction déprauée et les plus fascheuses et rebelles cruditez, desquelles il peut estre tombé en possession. »

A cette liste, il faut ajouter la malacie, les coliques bilieuses, venteuses et néphrétiques (Fouet); les palpitations causées par les vapeurs élevées des hypochondres et de la matrice; les migraines et les ophthalmies de mauvaise nature; les *escroüelles*, les *céphalées, cephalalgies, émicranées;* les *paralysies* causées par la colique bilieuse et les catarrhes.

« Les maladies de poictrine ne reçoivent pas moins d'ayde de ce remède en plusieurs mauuaises intempératures externe et internes : » telles que la *toux,* l'*enroüement,* a *courte haleine,* l'*asthme,* l'*empieufme* et la *phtise.* On doit aussi combattre par ce remède l'hypochondrie, les fièvres tierces, quartes, simples, doubles ou triples (1).

_____

(1) Jean Banc, liv. II, chap. IV, V, 6. Le médecin de Moulins conseille également les eaux minérales dans les squirrhes commençants, l'ischurie, la strangurie, la dysurie, les pertes utérines, les hémorrhoïdes supprimées, les lientéries, le flux de ventre, la vermine, la teigne, l'ozène, les polypes des fosses nasales, l'épilepsie, les convulsions, la stupeur, l'assonpissement, le crachement de sang, la pleurésie et les maladies du cœur.

Jean Banc, dans le passage consacré aux effets des bains minéraux, énumère le plus grand nombre des maladies citées dans les chapitres précédents. Quelques-unes de ces affections méritent d'être mentionnées à part; telles sont les dartres, les obstructions, les paralysies, les douleurs des côtés faites par ventosités, ou matières pituiteuses sans fièvre, et les débilitations des articles de la goutte (1).

Après le seizième siècle, les nomenclatures et les classifications médicales ont été souvent changées, mais l'emploi thérapeutique des eaux minérales a peu varié. Cependant, on a renoncé à l'usage de ces agents thérapeutiques chez les personnes atteintes de cancer, d'épilepsie, de convulsions, de stupeur, de lienterie, de vermine, de strangurie, d'ozène, de polypes des fosses nasales, de squirrhe, d'hémorragies, de pleurésie ou d'altérations organiques du cœur.

Dressez la liste des affections auxquelles les médecins de notre époque opposent ces liquides, et vous verrez que l'expérience des deux siècles a consacré la plupart des préceptes érigés en pratique par Fouet et Jean Banc, et par les médecins du cardinal Mazarin.

---

(1) Fouet vante l'efficacité des bains de Vichy dans les cas de goutte. (Rapport de M. Patissier, page 10.)

Mais si la *clinique minérale* n'a fait aucune acquisition importante, il n'en est pas de même de l'histoire naturelle. La composition des sources médicinales, qui était à peine soupçonnée autrefois, est beaucoup mieux connue de nos jours.

CHAPITRE VII.

ACTION PHYSIOLOGIQUE ET THÉRAPEUTIQUE DES EAUX MI-
NÉRALES ; OPINIONS DES MÉDECINS MODERNES ; INFLUENCE
DE LA TEMPÉRATURE, DE L'ACIDE CARBONIQUE, DES SELS
EN GÉNÉRAL ET EN PARTICULIER, DU BICARBONATE DE
SOUDE, DU BICARBONATE DE FER, DU BICARBONATE DE
CHAUX, DES SULFURES ET DE L'ACIDE SULFHYDRIQUE,
ET DE LA MATIÈRE ORGANIQUE ; ACTION *altérante;* EFFET
PURGATIF ; ACTION SUR LES ANIMAUX ; ACTION SUR LES
VÉGÉTAUX.

Le médecin qui veut prescrire les sources de
Chaudesaigues, de Vichy, de Néris et du département du Puy-de-Dôme, doit toujours avoir présent
à l'esprit cet axiome, que toutes les eaux de ces diverses localités, à quelques exceptions près, ont une
action stimulante plus ou moins marquée. Elles diffèrent seulement par leur degré d'activité. Cette activité elle-même est en raison directe de la température, et de la quantité d'acide carbonique et de substances salines tenues en dissolution.

L'action des stimulants, en général, et des eaux
minérales en particulier, a été diversement expliquée.

L'une de nos écoles modernes professe que les

stimulants excitent directement l'organe sur lequel on les applique, et qu'ils réveillent les tissus engourdis ou débilités par l'entremise des sympathies. C'est par le même intermédiaire qu'ils déterminent des phénomènes critiques du côté des membranes tégumentaires et des appareils sécrétoires.

Cette théorie ne nous paraît nullement satisfaisante : les toxicologistes en ont prouvé l'inexactitude. Il est aujourd'hui bien démontré que tous les médicaments solubles, qui ne sont point par trop corrosifs, après avoir agi directement sur les surfaces qu'ils touchent, sont absorbés, se mêlent au sang, parcourent toute l'étendue des canaux artériels et veineux ; se trouvent en contact direct, en suivant ce trajet, avec les fluides et les tissus malades et les organes sécréteurs dont ils peuvent augmenter la tonicité et activer les fonctions. Après avoir séjourné un temps variable dans l'économie animale, les substances médicamenteuses sont éliminées et se retrouvent dans les sécrétions et les excrétions (1).

Cette élimination étant journalière, l'effet des eaux minérales est passager, et c'est pour ce motif qu'il faut continuer pendant longtemps l'usage de ces liquides, si l'on veut obtenir des résultats heureux et permanents. L'élimination des eaux médicinales a

---

(1) Les expériences et les observations de M. Orfila ont beaucoup contribué à accréditer cette opinion.

lieu de diverses manières, si la température est élevée; si l'eau est thermale et peu saline, il y a augmentation de l'exhalation pulmonaire et surtout de
la transpiration cutanée.

Si au contraire l'air est froid, si l'eau minérale
marque moins de + 20 degrés centigrades, si la
proportion d'acide carbonique qu'elle renferme est
considérable, si enfin la dose des sels est minime,
l'effet diurétique prédomine.

Enfin, des quantités considérables d'eau minérale
salée bues à des époques très-rapprochées, peuvent agir
directement sur le tube digestif; l'absorption est presque nulle, l'exhalation considérable et des garde-robes
plus ou moins nombreuses suivent leur ingestion.

Ces effets si variés nous expliquent pourquoi on
disait autrefois, de la plupart des eaux acidules et salines, qu'elles sont sudorifiques, diurétiques et purgatives (1).

L'absorption des eaux médicinales a été admise
bien avant la découverte de la grande circulation par
Harvey; nous indiquerons à l'appui de cette assertion,
le passage suivant, écrit en 1605 (2) : « Au mes-

---

(1) Voyez Raulin. *Traité analytique des eaux minérales.*
Paris, 1774.

(2) Ce passage a été écrit par Jean Banc (page 39, 2), en 1605;
et le premier ouvrage de Harvey, intitulé : *Exercit. anat. de
motu cordis et sanguinis*, a paru en 1628.

lange qui se faict de ceste eau auec toute la masse du sang, dans les grosses veines internes, tout le sequestre de la dicte eau meslée n'a peu estre faict d'auec le sang, mais ce qui est resté se coulle en la distribution qui s'en faict par toute l'habitude du corps. De sorte qu'il se rend tout œdémateux au visage, aux mains, aux cuisses, aux iambes et à la bource, jusques après le repos du dormir, et quelquesfois plus longtemps, voire jusques à ce que la meilleure part d'icelle est deschargée par les sueurs ou les vrines de la nuict.

» C'est en ceste pérégrination, ou visite vniuerselle, que la grace de ceste eau médicamenteuse est infiniment remarquable. Car il n'y a si petite partie de toutes celles qui participent à la libéralité alimenteuse de la nature, laquelle ne jouïsse de la présence de ceste liqueur salutaire...... »

Les éléments thérapeutiques qui donnent aux sources minérales de l'Auvergne et du Bourbonnais les propriétés médicinales qui ont fait leur réputation, sont le calorique, l'acide carbonique, les sels et la matière organique.

Etudions un à un chacun de ces éléments.

L'action du calorique est très-importante et n'a pas été convenablement appréciée par tous les médecins qui prescrivent l'usage des sources thermales. Quelques-uns se sont trop exclusivement préoccupés des substances salines et n'ont point assez tenu compte de la température de ces liquides ; d'autres, au contraire, ont exagéré l'action de la chaleur qui les pénètre, et quelques-uns même ont prétendu que cette chaleur est d'une nature toute particulière et diffère de celle qui émane des corps en combustion ou du soleil. Ils ont dit à l'appui de cette idée que le calorique des eaux minérales *brûle* moins que celui des liquides réchauffés artificiellement. Nous ne pouvons accepter une pareille conclusion. Nous avons avalé, sans nous brûler, des infusions et de l'eau sucrée à -+- 50° centigrades ! Que l'on nous cite les lieux où des malades ont pu boire à des sources faisant monter le thermomètre à plus de cinquante degrés ? On a encore écrit que la chaleur des sources minérales se dissipe plus lentement que celle des eaux réchauffées artificiellement, ce qui est inexact. Les expériences de MM. Nicolas, Anglada, Gendron et Jacquot ne laissent aucun doute sur ce point (1).

Rien ne prouve donc que le calorique des eaux thermales diffère de celui qui émane du soleil ou de nos foyers. Revenons à l'influence que peut exercer le calorique uni aux eaux salines. Tout le monde sait

---

(1) Voyez Soubeiran, *Dict. de médecine*, page 42, tome ii. Paris, 1835.

Nota. Nous croyons inutile de rapporter l'observation d'un anonyme qui assure que les eaux de Balaruc, réchauffées au bain-marie, sont moins purgatives que lorsqu'on les tiédit en les plongeant dans les eaux de Plombières ?

que dans les affections pulmonaires on doit préférer les boissons chaudes aux froides. Cette règle s'applique nécessairement aux sources minérales. Mais il est un fait qui est moins connu, c'est que beaucoup de personnes atteintes de gastro-entéralgies simples ou rhumatismales, de pyrosis, de gastrorrhée, digèrent beaucoup mieux les eaux chaudes ou tièdes que celles qui sont froides. L'expérience seule peut indiquer le degré de chaleur qui convient le mieux à certains estomacs, et quelques-uns sont tellement capricieux qu'une différence de trois ou quatre degrés en plus ou en moins détruit la tolérance, tandis qu'une différence notable dans la composition chimique ne produit point le même effet. Une malade de notre connaissance digère très-bien l'eau de Royat et l'eau de la grille de l'Hôpital (Vichy) qui marquent $+35°$ centigrades, et elle ne peut supporter celle de la Grande-Grille (Vichy) dont la température est de $+39°$. Or, toutes les eaux de Vichy se ressemblent entre elles (1), et leur composition diffère beaucoup de celle des eaux de la commune de Royat.

Plusieurs personnes ont été obligées de renoncer à l'usage des eaux de Jaude et de boire les eaux des Roches : les premières font monter le thermomètre à $+22°$, les secondes à $+18°$ centigrades.

---

(1) Berthier et Puvis.

Quand on boit une solution aqueuse d'acide carbonique, elle produit une stimulation qui facilite la di-
gestion chez un grand nombre de personnes. L'eau
de Seltz artificielle et la potion de Rivière, dont les
propriétés anti-vomitives sont bien connues, ne sont
rien autre chose qu'une solution aqueuse d'acide carbonique.

L'ingestion d'une grande quantité d'eau acidule détermine une ivresse plus ou moins complète. Certains
individus éprouvent un peu d'embarras et de vague
dans les idées accompagné d'hilarité ; d'autres se plai-
gnent d'une pesanteur de tête suivie de céphalalgie
incommode et d'insomnie (1).

L'abus de ce remède ou son usage trop longtemps
continué peut-il exalter le système nerveux et modifier les facultés intellectuelles? Quelques observations
isolées ont répondu d'une manière affirmative à cette
question, sur laquelle nous appelons l'attention des
médecins inspecteurs.

Presque toutes les sources de l'Auvergne agissent,
et par les sels et par l'acide carbonique qu'elles renferment, mais quelques-unes n'ont point d'autre action que celle de l'eau de *Seltz artificielle*, ce sont
celles de Sainte-Marguerite (Mont-d'Or), de Lafayolle

(1) Cette action enivrante des eaux acidules était connue des
anciens. Jean Banc dit qu'il existe en Paphlagonie une fontaine
qui a *goust du vin et enyure soudain.* Page 9, 2.

et de Chennailles (Saint-Amant), des Roches (Mar-tres-de-Veyre).

Indépendamment de l'action excitante, commune à toutes les eaux acidules et salines, il en est qui ont des propriétés particulières dues à la présence d'une dose plus ou moins considérable de bicarbonate de soude. Ce sel en augmentant l'alcalisation du sang, fait que ce fluide a moins de tendance à abandonner dans les tissus ou les viscères des produits albumineux, des urates neutres peu solubles. Il fait aussi que ces mê-mes produits, lorsqu'ils se sont déposés dans la trame ou les cavités des organes, sont plus facilement dissous et résorbés (1). Ces explications que nous empruntons à M. Petit font comprendre facilement les succès obtenus à l'aide des eaux minérales alcalines dans le traitement des engorgements et des obstructions des organes glanduleux, dans le traitement des affections calculeuses et goutteuses.

Aucun homme sérieux ne nie aujourd'hui la possibilité de guérir la gravelle par l'usage des liqueurs alcalines. Pour justifier les essais de Valot, de Lucas et de M. Petit, il suffit d'établir qu'il existe des liens de parenté entre les affections calculeuses et la goutte. Cette parenté devient évidente, quand on compare la

(1) D'après M. Orfila, les eaux et les sels alcalins agissent à la fois en facilitant la dissolution des calculs et en modifiant les propriétés vitales des reins. *E. de chimie*, t. 2, p. 540.

composition des graviers des reins et des tophus des articulations des goutteux. Les analyses faites par Tennant, Wollaston, Fourcroy et Vauquelin, Barruel fils, Pauquy, Bor et Ossian Henry ont démontré que ces divers produits sont souvent formés d'urate de soude (1). La même cause détermine dans beaucoup de cas la gravelle et la goutte, et ces deux maladies, comme l'avaient très-bien observé les anciens (2), peuvent se rencontrer chez le même individu. Elles disparaissent simultanément ou n'agissent pas, suivant que le malade se soumet à un régime convenable ; elles reparaissent ensemble quand les malades font usage d'une alimentation fortement animalisée et stimulante (3). Nous ne citerons point les nombreuses observations publiées par M. Petit, ou consignées dans le rapport de M. Patissier ; mais nous dirons que chez trois podagres n'offrant aucune lésion grave du tube digestif, nous avons vu les eaux de Vichy et de Châteauneuf opérer des guérisons merveilleuses, mais qui n'ont pas empêché les récidives, lorsque les malades ont repris leurs habitudes premières et ont abandonné l'usage des liquides alcalisés.

---

(1) Rapport de M. Patissier, *loc. cit.*

(2) Voyez les lettres de Guy-Patin.

(3) Voyez l'article Gravelle du *Dictionnaire de médecine et de chirurgie pratique*, et le *Traitement de la goutte mis à la portée des gens du monde.* Librairie de Perol, à Clermont-F.

Les bains thermaux sont sans aucun doute la cause principale des bons effets qu'on obtient chez les rhumatisans; cependant, comme la nature de la goutte se rapproche de celle du rhumatisme, l'usage interne des eaux thermales contenant du bicarbonate de soude n'est peut-être pas étranger à la guérison de cette dernière maladie.

Les sels de fer, de même que le bicarbonate de soude, passent dans le torrent de la circulation et modifient peu à peu la couleur, la composition et l'action stimulante du sang et des tissus que baigne ce liquide (1). Ce métal existant à l'état normal dans le fluide nourricier, sa présence ne peut être nuisible toutes les fois qu'il n'est point uni aux acides minéraux puissants qui le rendent âcre ou corrosif.

Menghini, Rouelle, Deyeux, Parmentier, Vauquelin, Fourcroy, Sage, etc., ont trouvé du fer dans le sang; M. Barruel a extrait un globule de ce métal de la saignée faite à M. Orfila, à l'époque où ce savant était atteint du choléra-morbus; Berzelius, Engelhart et Lecanu partagent l'opinion de leurs devanciers. Mais tandis que les uns disent que tout

---

(1) Le fer, dit Geoffroy, agit lorsqu'il est dissous par les sucs de l'estomac et des intestins; il se répand avec le sang dans toutes les parties du corps, et y exerce sa vertu astringente. (*Matière médicale*, tome 1, page 512.)

le fer du sang est combiné à la matière colorante,
les autres soutiennent qu'il n'en est pas ainsi.

Les chimistes n'ont point accordé une attention suf-
fisante à une expérience fort ancienne qui a été faite
par Gren et qui tend à concilier les deux assertions.
Cette expérience est rapportée dans le système des
connaissances chimiques de Fourcroy (1).

Le professeur de Hall, en traitant du sang par de
l'acide chlorhydrique a obtenu 0,0017 de fer. Il a
ensuite décomposé par la combustion les matières organiques, et il lui est resté 0,0045 du même métal.

Si l'on se rappelle que les oxides métalliques com-
binés aux matières végétales et animales sont retenus
par elles avec une grande ténacité, et que les réactifs
ne commencent à agir sur ces oxides que lorsque les
matières organiques ont été détruites par l'incinéra-
tion, on conclura de l'expérience de Gren que la plus
grande partie du fer est combinée à un acide organique et fait partie essentielle de la matière colorante,
et que la portion la moins considérable est unie à un
acide minéral, peut-être à l'acide phosphorique comme
le pensaient Fourcroy et Vauquelin. Si l'on admet
cette théorie, on pourra facilement se rendre compte
des changements de coloration qui se manifestent chez
les filles chlorotiques et les hommes anémiques qui

_____

(1) Tome 9, p. 152.

font usage pendant longtemps des eaux ferrugineuses ou des sels martiaux. Le fer facilite la formation de la matière colorante dont il augmente aussi la teinte vermeille et les propriétés stimulantes.

Les eaux médicinales dans lesquelles prédomine le bicarbonate de fer conviennent non seulement aux malades que nous venons de nommer, mais encore à ceux qui sont débilités par de longues maladies, des pertes de sang ou une diète prolongée; à ceux qui ont des affections nerveuses occasionnées par un appauvrissement du sang. La présence des sels alcalins peut faire craindre que les eaux alcalines et ferrugineuses deviennent nuisibles dans les hémorragies de toutes espèces et particulièrement dans les hémorragies des poumons. Nous avons vu chez plusieurs personnes, des métrorrhagies et des hémoptysies survenir ou augmenter par suite de l'emploi des eaux minérales thermales.

Le bicarbonate de chaux qui n'a aucune importance quand il s'agit d'apprécier les qualités médicamenteuses des bains, n'est peut-être point aussi inefficace qu'on a paru le croire dans ces derniers temps. Si l'on admet que la diète blanche, c'est-à-dire le lait de chaux pur ou mêlé de lait de vache, soit utile aux phthisiques, on est en droit de supposer que le bicarbonate calcaire des eaux minérales n'est point tout à fait inactif. Les opinions thérapeutiques des anciens, après avoir été ridiculisées, sont

souvent remises en honneur par une nouvelle génération. Qui peut dire si les sels de chaux ne repren-
dront pas, à une époque plus ou moins éloignée, un
rang honorable parmi les médicaments utiles ?

Les sources de Saint-Nectaire, de la Bourboule
et de Châteauneuf renferment des quantités minimes
d'hydrogène sulfuré ou de sulfure de sodium. Est-on
en droit de conclure, à cause de cela, que leurs eaux
guérissent les affections dartreuses ? Nous ne savons ;
mais nous sommes bien certain qu'elles sont utiles
aux personnes atteintes de maladies scrofuleuses de
la membrane tégumentaire externe.

La matière organique a été diversement appréciée.
Les uns lui ont attribué des vertus merveilleuses, les
autres n'en ont tenu aucun compte. Nous avons cru
remarquer que les eaux où elle abonde sont plus facilement supportées, soit qu'on les administre en bains,
soit qu'on les prenne en boissons. Elle atténue l'action irritante des sels, et fait que les personnes nerveuses supportent mieux leur action.

Après avoir disséqué, pour ainsi dire, les eaux médicinales afin d'apprécier le rôle que peuvent jouer
les agents principaux contenus dans ces liquides, étu-
tions l'action de leurs sels réunis.

Rappelons d'abord que les sulfates, hydrochlorates
et bicarbonates de soude, que les bicarbonates et
sulfates de magnésie pris en faible proportion, sont
tous stimulants, et que, pris en plus grande quantité,

ils deviennent purgatifs; tandis que le fer n'est utile qu'autant que l'eau est bien digérée, et alors il agit à la manière des toniques et des emménagogues. Ceci posé, disons qu'à dose altérante les eaux acidules, froides, ferrugineuses et peu salines sont utiles aux personnes affectées de maladies asthémiques, d'inflammations chroniques non compliquées de fièvre, à celles en un mot qui ont besoin de faire usage des toniques et des stimulants peu énergiques.

A la dose de deux à six verres, elles sont ordinairement bien digérées, et presque toujours elles sont évacuées par les urines. Quelques chlorotiques et certaines personnes affectées de gastrite ne peuvent, même à cette faible dose, supporter ces liquides médicamenteux; les préparations ferrugineuses sèches doivent alors les remplacer. Mais quand elles n'occasionnent aucun trouble du côté du tube digestif ou du cœur, aucune répugnance; au bout de quelques semaines, elles font cesser les goûts extraordinaires et la pâleur des chlorotiques, elles activent les fonctions de l'estomac, réveillent les organes affaiblis ou engourdis, augmentent les forces des malades et favorisent l'apparition des menstrues.

Les sources thermales peu actives seront préférées quand on aura à traiter des malades irritables et nerveux, atteints de névralgies et de rhumatismes internes, de tubercules pulmonaires, d'affections invétérées des organes thoraciques.

Prises à dose modérée (trois à quatre verres dans la matinée), ces eaux provoquent souvent des sueurs partielles ou générales, quand leur action est secondée par une température douce ou chaude. Les sueurs abondantes et continues sont avantageuses toutes les fois qu'elles n'affaiblissent point les malades; mais, s'il en est autrement, et surtout si elles sont accompagnées de fièvre, de douleur ou de chaleur dans le creux de l'estomac, il faut en défendre l'usage.

Chez quelques malades, la transpiration n'est pas excitée, et alors les reins sont chargés d'éliminer le liquide médicamenteux. Indépendamment des modifications physiologiques indirectes qui suivent l'ingestion des eaux, il en est qui ont leur siége dans l'organe malade et qui méritent d'être notées. Ainsi la sécrétion pulmonaire peut être augmentée pendant quelques jours, puis elle diminue. Lorsque cette diminution coïncide avec une apyréxie complète, le pronostic est favorable. Chez les phthisiques, au contraire, l'accélération du pouls, la chaleur et la sécheresse de la peau, la coloration fortement prononcée de l'expectoration, et surtout l'apparition de l'hemoptysie doivent faire cesser l'emploi des eaux.

Si l'état constitutionnel du malade, son peu de sensibilité et l'intégrité du cœur et du tissu pulmonaire permettent d'avoir recours aux sources minérales plus salines, les résultats thérapeutiques sont plus évidents et plus prompts à se montrer. Mais comme

10

le remède est plus actif, il ne faut point dépasser six
verres de liquide minéral. Encore doit-on avoir le soin
de laisser entre l'ingestion de chaque verre un intervalle plus considérable. S'il survient des symptômes
d'irritation du côté du tube digestif, on modère l'action du remède en y ajoutant une certaine quantité
d'infusion de fleurs de guimauves ou de violettes.

On aura toujours présente à l'esprit cette règle générale de thérapeutique que l'absorption, et par conséquent l'action altérante, générale, est toujours en
raison inverse de l'action locale, de l'effet purgatif.

En buvant dans un espace de temps très-court
plusieurs verres des eaux minérales de Royat, de
Saint-Maurice, de Vichy, de Châtelguyon, de Saint-
Nectaire, de la Bourboule, etc., on provoque des garde-robes plus ou moins nombreuses. Mais cette action
laxative est ordinairement passagère, et quelques jours
plus tard elle est fréquemment suivie de constipation.
Huit, dix et même quinze verres sont souvent nécessaires pour que les sources les plus salines de notre
département deviennent purgatives. Mais il n'en est
aucune qui ne puisse, entre les mains de nos paysans,
remplacer l'eau de Pulna et de Sedlitz. Pour rendre
nos eaux purgatives, ils en avalent jusqu'à vingt-cinq et
trente verres dans l'espace de quelques heures. Quand
nous avons visité les eaux de Médague, un paysan, assis
à quelques pas de la source des Graviers, nous affirma
qu'il avait déjà bu trente-deux verres d'eau minérale.

La nature des sels contenus dans les diverses sources médicinales de l'Auvergne excerce-t-elle une influence marquée sur les effets purgatifs de ces médicaments ? Cela est certain. Car l'action laxative du sulfate de soude et du bicarbonate de magnésie est plus prononcée que celle du bicarbonate et de l'hydrochlorate de soude ; mais ces derniers sels ont aussi une propriété purgative incontestable.

Les eaux minérales doivent être prises à la source, autant que faire se peut. Si l'on est obligé de les transporter au loin, il est indispensable de fixer le bouchon avec une ficelle ou une capsule en étain.

Les eaux ferrugineuses perdent une partie de leur fer et par conséquent de leurs propriétés, par leur séjour dans des bouteilles. Cette séparation est d'autant plus complète que l'eau est moins chargée d'acide carbonique.

Si l'on veut utiliser la propriété alcaline des sources, le transport a peu d'inconvénient.

Les sources qui doivent être bues chaudes seront plongées dans un bain-marie chauffé à -+- 40 ou 50 degrés centigrades.

Lorsqu'il s'agit des bains, les propriétés particulières des divers sels deviennent insignifiantes, et l'action stimulante commune à tous reste seule sensible. Cette circonstance nous permettra d'abréger beaucoup ce paragraphe.

A froid, l'action de l'acide carbonique sur la peau

est peu prononcée, quand cette membrane est sèche et que le contact est peu prolongé (1) ; les choses se passent autrement, lorsque l'épiderme a été ramolli par son séjour dans l'eau.

Rappelons d'abord l'effet que produit ce gaz lorsqu'il est en contact avec les muqueuses recouvertes d'un *épithélium* : introduit dans les narines, il provoque l'éternuement ; dans le gosier, il occasionne de légers picotements ; la peau, lorsqu'elle est imbibée d'eau, est presque dans les mêmes conditions que les muqueuses recouvertes d'un épiderme, par conséquent elle doit être impressionnée comme ces dernières. Il est même possible que l'acide carbonique agisse directement sur le sang au moment où il parcourt le réseau capillaire de la peau. Voici des faits qui ont été observés à Châteauneuf : L'eau de bain du Rocher offre à peu près la même température que celle de la piscine de la Rotonde ; elle offre à peu près la même composition, et cependant la première est plus stimulante que la seconde, et cela parce qu'elle contient plus d'acide carbonique (Salneuve). Ces effets se montrent également chez les individus qui se plongent dans le bain de César (Royat).

La conservation de l'excès d'acide carbonique dis-

----

(1) Il paraît que le contact prolongé détermine des picotements à la peau et tend à provoquer quelques-uns des symptômes qui annoncent l'asphyxie.

sout dans les eaux qui servent aux bains est très-importante; elle empêche le dépôt des sels terreux dont l'action sans cela deviendrait tout à fait nulle. Aussi les eaux naturelles réchauffées sont-elles d'autant plus efficaces qu'elles sont mieux captées.

Nous espérons que les inspecteurs des eaux thermales étudieront avec soin les effets de l'acide carbonique, et qu'ils nous diront plus tard si les bains de vapeur mêlés de gaz méphitique, peuvent être utilisés.

L'acide carbonique inspiré agit d'une manière nuisible sur l'économie; indépendamment de l'asphyxie, il provoque une espèce d'empoisonnement qui distingue son action de celle des autres gaz. L'asphyxie par le gaz méphitique laisse souvent à sa suite des céphalalgies très-rebelles, surtout lorsqu'il est mêlé d'oxide de carbone. Il est très-important à cause de cela de se conformer aux règles hygiéniques que nous avons signalées dans notre chapitre sur l'aménagement des eaux, afin d'éviter ces graves inconvénients.

Le thérapeutiste qui veut apprécier les effets des bains minéraux doit aussi faire la part du degré de chaleur des eaux. Qui ne sait les modifications physiologiques qui accompagnent et suivent l'administration d'un bain de vapeur, d'un bain d'eau très-chaude ? Voyons si ces effets ressemblent à ceux des bains thermaux.

Voici à cet égard, ce que dit le docteur Rostan :
« En entrant dans l'eau (très-chaude), j'ai senti,
chose remarquable, un frisson, une horripilation semblable à celle qui se manifeste au moment de l'immersion dans l'eau froide. Cette horripilation ayant bientôt
cessé, une chaleur vive et générale a paru, le pouls
s'est élevé et en même temps qu'il devenait beaucoup
plus fréquent, à ＋ 37° R., (46° c.), il s'éleva à 117
pulsations ; après une demi-heure, la respiration était
accélérée et gênée, la bouche pâteuse, la soif ar-
dente, le visage rouge et vermeil ; gonflé ; les yeux
saillants, injectés et larmoyants ; les artères carotides
et temporales battaient avec force ; une pesanteur de
tête excessive, des vertiges avec un sentiment de chaleur incommode me faisaient rechercher avec avidité
l'impression de l'eau froide sur la tête, j'éprouvais
une anxiété extrême (1)...

» Les facultés intellectuelles étaient obtuses, quelquefois j'éprouvais de la somnolence ; le volume du
corps était singulièrement augmenté, la peau était
rouge, chaude, comme érysipélateuse, et une sueur
abondante coulait de mon front et de mon corps.

» Les muscles étaient engourdis, les mouvements

(1) Nous avons éprouvé tous ces phénomènes en nous plongeant, pendant 15 minutes, dans un bain d'eau douce dont la
température était de ＋ 44°,5 centigrades.

gênés et difficiles, j'éprouvais une lassitude insupportable (1). »

Ne sont-ce pas là les phénomènes provoqués par l'immersion dans un bain d'eau minérale à ╼ 40 ou 45° du thermomètre centigrade ? Ajoutons, pour rendre la ressemblance plus frappante, que Desbois de Rochefort et bien d'autres ont conseillé les bains très-chauds aux individus affectés de scrofules, de rhumatismes chroniques, etc. (2).

Pour que le lecteur puisse facilement comparer l'action des bains acidules et salins très-chauds à celle des bains simples, nous allons décrire, d'après les ouvrages de MM. Michel Bertrand et Salneuve, les phénomènes physiologiques observés chez les individus dont le corps est plongé dans de l'eau minérale marquant ╼ 38° à ╼ 45° centigrades. Au moment de l'immersion, et surtout lorsqu'ils entrent dans l'eau pour la première fois, les malades éprouvent une sensation de chaleur vive, mordicante sur toutes les parties qui sont mouillées ; quand le liquide atteint l'épigastre, ils ressentent un malaise remarquable, une espèce de spasme accompagné d'anxiété, de gêne de la respiration et d'un sentiment d'inquiétude ; ils s'agitent, s'enfoncent, ressortent jusqu'à ce que le

<hr>

(1) Rostan. *Dictionnaire de médecine*. Paris, 1833, tome v, page 552.
(2) Rostan. *Loc. cit.*, page 568.

tronc ait été plongé tout entier. Le pouls est serré et quelquefois irrégulier. Bientôt la sensation de chaleur est moins désagréable, le pouls s'accélère et devient plus vif, la peau se congestionne, elle est rouge et halitueuse ; les parties du corps qui ne sont pas submergées sont moites ou se couvrent de sueur.

Lorsque les bains sont prolongés au-delà d'un certain temps, et surtout quand la température est très-élevée, la tête devient pesante et douloureuse; il survient des vertiges, des éblouissements et tous les symptômes précurseurs d'une congestion cérébrale. Le pouls est moins fréquent mais plus fort; l'eau ruisselle sur le front, et les artères temporales battent avec violence.

Si les malades sortent du bain avant d'avoir présenté cette série de symptômes précurseurs de la congestion encéphalique, une transpiration générale et abondante se déclare, et souvent la peau se recouvre d'un enduit visqueux, qui la rend onctueuse au toucher. Bientôt l'état fébrile s'apaise, le pouls se calme, la sueur s'arrête, mais pendant toute la journée elle reparaît au moindre exercice. Signalons quelques phénomènes particuliers : il n'est pas rare de voir les douleurs de rhumatismes augmenter durant les premières immersions. On assure même que cette aggravation momentanée de la maladie est d'un bon augure. L'augmentation des souffrances est beaucoup plus constante chez les syphilitiques ; malheureusement le pronostic ne devient pas pour cela meilleur. L'âge, le sexe, la force, le tempérament des individus, l'irritabilité plus au moins grande des systèmes nerveux et cutané, le tempérament des malades, la quantité d'électricité répandue dans l'air, la température plus ou moins élevée du bain peuvent faire varier et les modifications signalées plus haut et le temps après lequel elles se manifestent.

Ainsi les vieillards, les personnes à fibre molle, à tempérament lymphatique, supportent en général plus longtemps les bains chauds que ceux qui sont sanguins, replets et irritables. Certains phthisiques ne sont point incommodés par des bains prolongés dont la température dépasse +- 40° contigrades.

En entrant dans l'eau minérale à 35°+- ou 36° centigrades, les baigneurs ressentent d'abord les mêmes impressions que dans les bains d'eau douce. Après un temps variable, la peau devient le siége de picotements ou d'une chaleur âcre plus ou moins marquée. Des frictions exercées sur toute la surface du corps avec la main contribuent à augmenter ces dernières sensations. Chez plusieurs, la figure se couvre d'une sueur peu abondante que l'on peut augmenter en buvant de l'eau thermale pendant la durée du bain.

Lorsqu'on prend un bain frais à +- 30 à 32° centigrades, on éprouve une sensation de fraîcheur qui n'est point désagréable; mais au bout de quelques minutes, le sang repoussé momentanément des vaisseaux capillaires de la peau y afflue bientôt avec une certaine force ; cette membrane rougit et ne tarde pas à être le siége de picotements plus ou moins marqués. Cette réaction est surtout manifeste chez les personnes qui font usage des bains de César (Royat) et des bains du Petit-Rocher (Châteauneuf). Elle est moins prononcée dans les autres bains frais des Bordats et du Méritis (Châteauneuf).

Avec la douche descendante, on peut agir plus spécialement sur la partie malade, et l'action est bien plus puissante. Une percussion plus ou moins forte s'ajoute à l'action stimulante de l'eau minérale. Quelquefois la contusion est tellement grande que le système nerveux est momentanément engourdi, et que de petites ecchymoses se forment sous la peau. La douche exerce un effet trop violent pour qu'on puisse la prolonger pendant longtemps.

Les douches ascendantes doivent être données avec beaucoup de ménagement. Elles servent à administrer des injections vaginales continues et à donner des lavements.

Enfin on a imaginé de donner des bains et des fumigations d'eau minérale vaporisée, des pédiluves, des manuluves et des demi-bains d'eau minérale trèschaude.

L'eau minérale prise en bains ou en boissons détermine parfois des éruptions érithémateuses et des furoncles. Chez d'autres individus, des exanthèmes

ou des dartres qui avaient disparu se reportent sur
le tégument externe qui en était autrefois le siége.
Toutes ces éruptions sont de bon augure et contribuent ordinairement à la guérison des maladies internes.

Nous avons beaucoup insisté sur l'application des
sources minérales aux maladies de l'homme ; disons
un mot de leur action sur les autres animaux. Les
eaux acidules et salines sont recherchées par une foule
d'oiseaux et de quadrupèdes.

Au Mont-d'Or, à l'époque où le trop-plein des sources n'était point enfermé dans des aqueducs et se rendait à un grand bassin creusé au milieu de la place
publique, les vaches allaient boire de préférence dans
ce bassin (1). On faisait même baigner les chevaux
dans cette espèce de mare minérale, et un ancien
auteur nous assure qu'ils s'en trouvaient fort bien (2).

A Médague (3) et à Châteldon (4), les bestiaux passent la rivière ou remontent le cours du ruisseau pour
aller boire dans le voisinage des fontaines. Les pi-
geons sont également très-friands des petits graviers
qui sont imprégnés d'eau saline ; aussi les voit-on se
rendre par volées autour des sources de Saint-Myon

---

(1) Legrand-d'Aussy.
(2) Chomel.
(3) Bertrand, de Pont-du-Château.
(4) Desbrest.

(Lecoq) et de Médague (Jean Banc). Ce goût des animaux pour les sources acidules et salines peut amener de fâcheuses conséquences.

Des vaches, des moutons, des rats et diverses espèces d'oiseaux ont été trouvés asphyxiés près des sources de Chalusset (1), de la cascade de la Vernière (2) et de Montpensier.

L'usage modéré des eaux salines et acidules est utile aux animaux domestiques ; l'abus de ces liquides détermine l'amaigrissement chez les deux sexes, la disparition du lait chez les vaches nourrices.

C'est un fait depuis longtemps acquis à la science que l'apparition des plantes maritimes près des sources minérales acidules et salines.

Chomel, il y a plus d'un siècle, écrivait les lignes suivantes dans son chapitre consacré à l'étude de l'une des sources minérales de Saint-Nectaire : « Ce qui m'a paru le plus remarquable, c'est que la terre des environs de cette source est couverte d'une petite plante qui vient ordinairement aux bords de la mer en Irlande et dans les marais salez, suivant le rapport de Jean Bauhin. Cette plante s'appelle *Maritima*, selon le rapport de Gaspard Bauhin. Je ne l'ai trouvée que dans ce seul endroit dans mes voyages. »

---

(1) Legrand-d'Aussy.
(2) Voyez Murat-le-Quaire, dans notre Dictionnaire des eaux minérales.

Delarbre (1) nous a transmis des indications plus précises. A Saint-Nectaire, l'abbé Dubois a montré à ce botaniste le *triglochin maritimum*. L'auteur de la Flore d'Auvergne a observé en outre le *glaux maritima*, le *plantago coronopus*, (plantago maritima), près des fontaines de Jaude et des Salins, et le *lepidium sativum*, à côté des sources de Saint-Alyre.

Les notes de MM. Lecoq et Lamotte nous ont fourni des renseignements beaucoup plus complets sur la flore maritime de notre province.

Le *glaux* et le *poa maritima* existent dans les environs des sources de Saint-Maurice et des Martres-de-Veyre, de Joze, de Saint Alyre, des Salins (Clermont), de Saint-Floret et de Saint-Nectaire.

Le *triglochin* et le *trifolium maritimum* sont communs dans cette dernière localité.

Enfin l'*apium graveolens*, le *polygonum monspeliense*, le *triglochin palustre*, l'*arenaria marginata*, le *carex biligularis* se trouvent plus spécialement sur les terres pénétrées de suintements d'eaux minérales ou de sels abandonnés autrefois par ces liquides.

Les plantes arrosées avec l'eau des sources acidules et salines prospèrent très-bien, pourvu qu'on n'en abuse point. Nous avons vu tout près de la poudrière des légumes couverts de taches de rouille, qui avaient été

---

(1) **Flore de l'Auvergne.**

arrosés avec l'eau des Roches, et qui étaient très-
beaux.

Les dégagements d'acide carbonique et les suintements d'eaux minérales rendent au contraire les terrains qu'ils traversent incultes ou impropres à produire
la plupart des plantes cultivées. Cette infécondité a
été signalée dans les articles de notre Dictionnaire des
eaux minérales, où nous avons parlé des communes
d'Aigueperse, de Chaptuzat, de Clermont, d'Ambert et de Volvic.

CHAPITRE VIII.

APPLICATION DES SOURCES AUX MALADIES ; EAUX MINÉRALES
PRISES EN BOISSONS, PRISES EN BAINS OU EN DOUCHES ;
ABUS ET INCONVÉNIENTS; CONTRE-INDICATIONS; INFLUENCE
DE L'HYGIÈNE ; RÉCIDIVES ; ERREURS ; ANALYSES CHIMI-
QUES DES SOURCES PRINCIPALES.

§ 1. Dans le chapitre précédent, nous avons étudié l'action des eaux minérales, les indications qu'elles peuvent remplir; il nous reste à appliquer les préceptes que nous avons indiqués et à signaler les sources qui doivent être préférées lorsqu'il s'agit de combattre une maladie donnée.

A. Les pâles couleurs, l'aménorrhée atonique, l'anémie, les affections nerveuses chroniques qui se lient à l'apauvrissement du sang, les inflammations peu intenses et invétérées des muqueuses de l'estomac, de la vessie et de l'urètre ; les spermatorrhées seront traitées par les eaux minérales ferrugineuses froides et peu salines. L'élément tonique y est tout aussi abondant, et l'on court moins la chance de les voir exercer une action purgative. On conseillera pour ce motif les eaux de Thiers, de Glaine-Montaigut, d'Enval, de Grandrif, de la Pique, de Châteldon, d'Arlanc, du canton de Pontgibaud, des communes de Job et de Marat.

Si la stimulation doit être plus forte, on aura recours aux sources froides de Châteauneuf, de Sauxillanges, des Roches et de Jaude, de Beaulieu, de Barrèges, de Ternant, de Bard, de Saint-Myon, de Courpière ou de Médague.

B. Dans les catarrhes pulmonaires et les pneumonies chroniques et apyrétiques, dans les rhumatismes et les gastralgies simples et chlorotiques, on préférera les sources chaudes du Mont-d'Or (1), de Néris, de Chaudesaigues, de Châteauneuf, de Royat, du mont Cornador ou de Vichy, quelquefois même celles de Saint-Maurice, de Saint-Nectaire et de la Bourboule, qui sont plus salines. Mais si ces derniers liquides exercent une action trop violente, on la modérera en les mélangeant avec moitié ou deux tiers d'eau de guimauve ou de violettes.

Si l'on soupçonne l'existence des tubercules, il faut ordonner les sources du Mont-d'Or.

Brieude, Chomel, M. M. Bertrand assurent que les eaux thermales de cette dernière localité guérissent la

_____

(1) Brieude conseille les eaux du Mont-d'Or, prises en boissons, aux asthmatiques. MM. Bertrand père et fils ont remarqué que les pédiluves et l'inspiration de l'eau minérale réduite en vapeur, sont très-utiles dans toutes les espèces d'asthme. On doit surtout compter sur leur efficacité quand on les oppose à l'asthme humide.

phthisie. Si l'on admettait avec M. Lavort que la phthisie appartient à la classe des maladies scrofuleuses, cette opinion serait très-rationnelle, et la théorie viendrait à l'appui de la pratique ; mais cette hypothèse n'a point encore prévalu. Malgré cela, nous avons dû l'inscrire ici, parce qu'elle nous paraît mériter l'attention des médecins.

Quoi qu'il en soit, résumons les faits observés par nous ou publiés par le docteur Bertrand. Deux malades chez lesquels nous avions soupçonné la présence des tubercules dans les poumons ont été guéris par l'usage des eaux du Mont-d'Or. M. Michel Bertrand a cité des cas de guérisons semblables.

Lorsque la phthisie est au troisième degré, les eaux du Mont-d'Or ont souvent déterminé une amélioration momentanée.

D'autres fois au contraire l'état des malades a été empiré, et alors il a fallu abandonner le remède (1).

Nous ne connaissons aucun malade ayant offert les signes physiques annonçant la présence d'une caverne pulmonaire qui ait obtenu une guérison complète en faisant usage des eaux du Mont-d'Or. Il est vrai de dire que nous pouvons formuler la même proposition à l'égard des sources sulfureuses des Pyrénées.

C. Dans le rachitisme, les affections scrofuleuses

(1) Voyez dans notre Dictionnaire des eaux minérales l'article Mont-d'Or.

chroniques qui atteignent les os, les articulations, les tissus fibreux, les ganglions lymphatiques, la peau ou les muqueuses, on administre les sources les plus salines. (La Bourboule, Saint-Nectaire, Saint-Maurice, Châteauneuf ou Vichy.)

D. Les flueurs blanches abondantes et les engorgements utérins disparaissent quelquefois lorsque les malades font usage à l'intérieur et à l'extérieur des sources alcalines ferrugineuses et acidules, et comme la stérilité peut être la conséquence de ces affections, on comprend qu'en détruisant l'état pathéologique qui joue le rôle de cause occasionnelle, on doit rendre 'es femmes aptes à concevoir. Telle est, à notre avis, la manière dont on doit interpréter l'opinion des anciens et des modernes sur l'efficacité des eaux minérales dans la stérilité.

La séparation momentanée des époux et l'habitation de la campagne doivent aussi contribuer à la guérison.

E. Les rhumatismes internes, les névralgies, le pyrosis et la gastrorrhée exigent, suivant le degré de sensibilité des individus, l'emploi des eaux chaudes du Mont-d'Or, ou celui des eaux de Châteauneuf, de Vichy, de Royat ou de Saint-Nectaire.

F. Aux individus affectés de fièvres intermittentes rebelles au quina, d'engorgements de la rate ou du foie, de gravelle, de calculs urinaires ou de goutte, on prescrira les sources froides ou tièdes de Vichy, de

Saint-Nectaire, de Saint-Maurice, de Châteauneuf,
de Courpière, de Saint-Myon, de Beaulieu, de Bard,
de Ternant, d'Augnat, de Jose ou de Sauxillanges.

G. Enfin les hydropisies atoniques idiopathiques,
les affections cérébrales et les paralysies non compliquées de ramollissements du cerveau ou de foyer apo-
plectique seront envoyées à la Bourboule ou à Saint-
Nectaire, et les eaux seront administrées à dose purgative.

Les bains médicinaux ne sont pas toujours nécessaires; le rôle qu'ils jouent n'est pas toujours également important. Les chlorotiques peuvent s'en passer;
ils sont utiles dans les maladies de poitrine, les scrofules, les gastralgies, la goutte; indispensables dans
les rhumatismes.

A. Lorsque les phthisiques au premier degré, les
individus affectés de bronchites chroniques ne sont
point par trop affaiblis, on leur administre des bains
minéraux aussi chauds que possible, afin de provoquer au côté de la peau une stimulation d'autant plus
puissante qu'elle est plus étendue. Cette stimulation
détermine quelquefois la réapparition de douleurs rhumatismales, d'hypersécrétions supprimées, de dartres
ou d'autres exanthèmes qui facilitent la guérison.
Dans tous les cas, ils provoquent des sueurs qui sont
favorables quand elles ne sont pas trop abondantes et
de trop longue durée. On administrera de préférence

aux malades les bains du Mont-d'Or, de Chaudesaigues ou de Néris, marquant + 37 à 42° centigrades.

B. Dans les affections rhumatismales des articulations, des nerfs, des muscles ou du tube digestif, dans
les paralysies, il faut commencer par des bains à
+ 36 ou + 37°, et arriver ensuite aux bains minéraux marquant + 38 et + 44° centigrades. La durée de l'immersion sera d'autant moins grande que le
bain sera plus chaud. Il est impossible de dire quel
établissement devra être préféré, et l'on consultera,
pour prendre une détermination, la règle déjà indiquée;
c'est-à-dire que les individus irritables et nerveux iront
à Néris, à Chaudesaigues ou au Mont-d'Or ; que ceux
qui sont lymphatiques, à fibre molle et peu sensible, se
rendront à Châteauneuf, à Saint-Nectaire ou à la Bourboule. En général, les paralysies et les rhumatismes
rebelles et invétérées exigent l'emploi des sources les
plus salines et souvent l'usage des douches.

C. Le rachitisme, les scrofules, les engorgements
chroniques de l'utérus, quelques gastralgies et gastro-
entérites chroniques, les anciennes fractures, les en-
torses mal guéries, les fausses ankiloses seront traitées
par les bains fortement salés de la Bourboule, de
Saint-Nectaire, de Vichy, de Saint-Maurice, de Royat,
de Châtelguyon et de Saint-Alyre. On agira par les
sels plus que par la température, et le bain marquera
+ 35 à + 36° centigrades.

Chez certaines personnes affectées de gastro-entéralgies , de scrofules ou de rachitisme , les bains à 31 ou 32° sont préférables.

Les effets des eaux prises en boisson devront, dans certains cas , déterminer le choix de l'établissement thermal le plus convenable.

Lorsqu'une maladie de l'estomac ou des poumons aura succédé à la suppression des hémorroïdes ou des flueurs blanches, les injections et les douches ascendantes thermales pourront, en rappelant ces flux, faciliter la guérison.

Les habitants de l'Auvergne sont souvent victimes d'un préjugé qui a été exploité par les personnes intéressées au succès de certains établissements thermaux. On prétend encore aujourd'hui que les eaux minérales , si elles ne font pas de bien, ne peuvent pas faire de mal. Cette erreur est trop palpable pour que nous croyions nécessaire de la réfuter. Une autre opinion tout aussi dangereuse est celle des paysans qui supposent que les liquides minéraux n'ont une action thérapeutique efficace qu'autant qu'ils provoquent des garde-robes très-nombreuses. Nous avons montré la fausseté de cette croyance dans le chapitre où nous avons exposé les divers effets qu'on peut obtenir en variant la dose des eaux salines, ferrugineuses et acidules.

Il ne suffit point d'avoir indiqué les règles générales qui doivent guider le médecin, il faut encore signaler les accidents qui peuvent être occasionnés par l'usage de ces médicaments.

Nous avons dit que les eaux minérales étaient éliminées par les sécrétions et les excrétions. Cependant il arrive parfois que l'élimination n'a pas lieu immédiatement, et les sels absorbés et mêlés au sang provoquent une espèce de fièvre très-fatigante. La soif est vive, la langue sèche, la bouche pâteuse ; le creux de l'estomac est le siége d'une chaleur incommode, douloureuse ; il y a malaise et faiblesse générale, accélération du pouls, chaleur sèche à la peau.

Ces symptômes ne se montrent ordinairement que chez les personnes qui ont abusé des eaux minérales fortement salées (1) ; ils exigent la cessation du remède, l'usage des boissons adoucissantes et des bains émollients.

Enfin des doses considérables d'eaux salines peuvent amener des superpurgations, des dyssenteries et de véritables gastro-enterites qui exigent l'emploi d'un traitement adoucissant et antiphlogistique plus ou moins actif. Plusieurs médecins ont observé avant nous des accidents de ce genre en Auvergne. MM. Bertrand et Aguillon, entre autres, ont déjà appelé l'attention de leurs confrères sur cet important sujet.

Diverses lésions organiques contr'indiquent l'emploi

---

(1) Nous croyons utile de rappeler que les sources fortement acidules peuvent occasionner une espèce d'ivresse passagère.

des eaux minérales soit à l'intérieur, soit sous la forme de bains.

Certaines personnes ne peuvent supporter les eaux minérales, et des doses minimes de ces remèdes leur occasionnent de la fièvre ou des irritations plus ou moins fortes de l'estomac. Dans ce cas, on doit s'abstenir d'administrer des liquides, particulièrement lorsqu'il s'agit de malades faibles et irritables ou tuberculeux. Chez d'autres, ce sont des diarrhées rebelles ou des dyssenteries qui se déclarent, et les eaux salines peuvent alors aggraver rapidement l'état des malades, surtout s'ils sont phthisiques.

Le cancer de l'estomac et des intestins, les ané-vrismes graves du cœur, le ramollissement du cerveau et les foyers apoplectiques, la prédisposition aux hé-morrhagies rendent l'usage des eaux minérales très-dangereux.

En introduisant dans le torrent circulatoire des eaux alcalines, on rend le sang plus fluide ; en administrant des eaux très-chaudes, on rend plus facile l'exhalation du sang. Cette double considération nous a toujours empêché d'ordonner les eaux du Mont-d'Or aux poitrinaires sujets au crachement de sang ; mais nous ne disons point qu'en agissant autrement on ait tort. Nous suivons le précepte, dans le doute abstiens-toi ! Certains symptômes généraux contr'indiquent toujours l'usage interne et externe des eaux médicinales. Si la langue est rouge et sèche, le pouls fréquent, la

peau sèche, la soif vive ; si des sueurs très-abondantes épuisent les malades , il faut défendre ce médica-
ment.

Un air pur, une nourriture saine,.un exercice salutaire, une vie nouvelle pleine d'activité et de distrac-
tions : telles sont les conditions hygiéniques qui agissent incessamment sur les habitants maladifs et dé-
sœuvrés des grandes villes pendant qu'ils prennent les
eaux. Certes, il y a là des modificateurs hygiéniques
importants qui doivent augmenter les bons effets produits par les eaux minérales. Mais tout en faisant
une large part aux *circumfusa*, nous croyons qu'il
faut retenir quelque chose en faveur des sources médicinales.

A ceux qui ont refusé toute espèce d'efficacité aux
eaux médicinales, nous répondrons : « Nos fontaines acidules et salines sont, non-seulement utiles
aux gens inoccupés de nos grandes villes, mais encore aux paysans de nos campagnes, aux habitants
de nos montagnes, qui guérissent leurs maladies sans
quitter leur chaumière , sans changer leur nourriture,
sans renoncer à leurs occupations. Cette preuve ne
suffit-elle pas, en voilà une autre : Au mois d'octobre
1842, le nommé B..., atteint depuis longtemps d'un
rhumatisme goutteux et dont les membres inférieurs
sont faibles et un peu atrophiés , ressentit une douleur extrêmement vive dans le gros orteil droit, on ne
pouvait toucher le pied sans provoquer des cris aigus.

Il y avait un peu de rougeur et de gonflement autour de l'articulation. Quelques jours plus tard , la maladie s'était étendue au nerf sciatique , et l'on était obligé pour empêcher les souffrances de devenir insupporta-bles , de maintenir le membre inférieur dans un état complet d'immobilité. Bientôt le coude devint dou-loureux , et ce fut en vain qu'on chercha à modérer toutes ces douleurs en appliquant des cataplasmes émollients ou opiacés, en faisant des frictions avec des liniments calmants, en entourant les parties malades de vésicatoires. Les bains de vapeurs furent égale-ment inutiles. Le 7 octobre un point de côté se ma-nifesta, et en auscultant, nous trouvâmes les symptô-mes d'une pleuro - pneumonie commençante. Des applications de sangsues , de larges vésicatoires firent disparaître la fluxion de poitrine , et leur action fut secondée par la réapparition de la douleur du pied. Plus tard , la maladie se porta successivement sur les petites et les grandes articulations , et l'on ne put parvenir à l'arrêter au moyen des calmants ou à la fixer à l'aide des dérivatifs cutanés.

Au mois de janvier , M. B... qui s'était toujours bien trouvé de l'usage des bains thermaux de Châ-teauneuf, se décida à aller s'établir momentanément dans cette commune : quoique la neige couvrît les plateaux voisins et descendît jusqu'au bord de la Sioule, quoique les cuisiniers eussent abandonné les hôtels , au bout de quinze jours de l'usage des bains chauds, le jeu des articulations était rétabli, et le malade pouvait se promener aidé de ses béquilles. Après un mois de traitement, il revenait dans l'état où il était avant l'invasion du rhumatisme goutteux.

En thèse générale, on n'administrera les bains thermaux que vers la fin du printemps, pendant l'été ou au commencement de l'automne. Nous devons cependant ajouter que ces moyens thérapeutiques sont tout aussi efficaces pendant la saison froide, comme nous venons de le voir; mais leur emploi exige des soins minutieux que peu de personnes sont à même de prendre, et si on les néglige, de graves maladies peuvent être le résultat de cette omission.

L'usage interne n'offre pas les mêmes inconvénients, et il faut y avoir recours dans toutes les saisons, toutes les fois que l'état des malades le permet.

On s'étonne que les affections morbides guéries par les eaux minérales reparaissent, et on s'est appuyé sur cette réapparition pour attaquer ces médicaments. Examinons si ces attaques sont justes et fondées. A leur retour chez eux, les malades ne s'exposent-ils pas aux causes qui avaient déterminé leurs premières souffrances, et peut-on demander que les eaux les protégent contre une seconde maladie rebâtie, qu'on nous passe cette expression, de toutes pièces?

La femme du monde revient dans son habitation triste, privée de soleil, dont l'air se renouvelle aux dépens de l'atmosphère des rues étroites, humides et malsaines des grandes villes. Si elle avait des chagrins domestiques, un entourage antipathique, ses tourments recommencent. Les passions, les lectures romanesques, les bals, les spectacles, le séjour dans des lieux où l'homme tue l'homme, où l'oxigène manque, où l'acide carbonique et les miasmes abondent, énervent son esprit et son corps. Une nourriture stimulante, des vêtements légers et incomplets, des fatigues pendant la nuit, un sommeil agité pendant le jour altèrent de nouveau sa débile santé.

Est-ce le remède qui est responsable ? doit-on accuser le contre-poison, quand on s'expose à un nouvel empoisonnement ?

Les rhumatisés agissent de même. Ils habitent comme avant leurs appartements humides et salpêtrés, ils retournent dans leur pays, bien que les variations atmosphériques y rendent les phlegmasies articulaires et les névralgies endémiques (1). Les bains minéraux ne peuvent les mettre à l'abri d'une rechute que pendant un temps limité.

Les graveleux et les goutteux reprennent également leur régime succulent, leurs boissons excitantes; ils cessent l'usage du liquide préservateur, et la goutte et la gravelle reparaissent ! mais cela va sans dire. Qu'on nous permette de rappeler un fait auquel nous

(1) Clermont peut être rangé au nombre des villes où le rhumatisme est endémique.

avons déjà fait allusion ; il prouvera l'influence de l'alimentation sur la reproduction des maladies qui nous occupent.

M…, négociant dans l'une des villes anséatiques, jouissait en 1814, d'une fortune considérable, il vivait en conséquence, et avait une très-bonne table dont il usait avec peu de ménagement; il était en même temps tourmenté de la goutte. Arrive inopinément une mesure politique qui lui fait perdre toute sa fortune et l'oblige à fuir en Angleterre, où il passe plus d'un an dans un état voisin de la misère, ce qui l'oblige à de nombreuses privations; mais la gravelle a complétement disparu. Peu à peu il parvient à rétablir ses affaires ; il reprend son ancien genre de vie, et la gravelle ne tarde pas à se montrer de nouveau. Un second revers lui fait perdre en peu de temps tout ce qu'il a acquis : il passe en France presque sans ressources ; son régime est en rapport avec ses moyens pécuniaires, la gravelle disparaît. Enfin son industrie lui rend encore une existence aisée ; il se livre à son goût pour les plaisirs de la table, et avec eux reparaît la gravelle. Cet individu était en même temps atteint de la goutte qui, suivant constamment les phases de la gravelle, a toujours paru et disparu avec celle-ci (1).

Nous n'aurions rien ajouté à ce qui précède, si nous

(1) Magendie, article Gravelle du *Dictionnaire de médecine et de chirurgie pratiques*, tome 9, page 246. Paris, 1833.

n'avions jugé nécessaire de rectifier quelques erreurs répandues parmi le peuple ou publiées par des chimistes ou des médecins. On a prétendu que certaines fontaines ferrugineuses et salines de l'Auvergne sont peu ou point efficaces. Nous ne pouvons les passer toutes en revue, mais nous allons en citer quelques-unes comme exemple. Au nombre des eaux les moins actives de notre département se trouvent celles d'Arlanc, de Châteldon et du Mont-d'Or. Comparons-les à d'autres sources dont la réputation est faite depuis bien des siècles ; nous voulons parler de celles de Forges, de Luxeuil et de Spa. Le tableau suivant fournira les éléments nécessaires pour juger la question que nous venons de poser.

NOMS DES SELS.	Forges (1).	Luxeuil (1).	Spa (1).	Arlanc.	Châteldon.	Mont-d'Or.
Carbonate de soude. . .	"	"	0,2010	0,2720	0,3950	0,3860
Sulfate de soude. . . .	"	0,0125	"	"	0,0700	0,1160
Chlorure de sodium. . .	0,0417	0,0591	0,0270	0,0440	0,0450	0,2960
Chlorure de magnesium.	0,0118	"	"	"	"	"
Carbonate de magnésie.	"	"	0,4800	0,1250	0,0820	0,0770
Oxide de fer	"	0,0129	"	"	"	"
Carbonate de fer. . . .	0,0069	"	0,0770	0,0550	0,0174	0,0358
Carbonate de chaux . .	0,0139	0,1078	0,2010	0,1460	0,6630	0,2370
Sulfate de chaux. . . .	0,0195	traces.	"	"	"	"
Silice ou alumine . . .	0,0059	0,0301	"	0,2500	0,0362	0,1260
Matière organique . . .	"	0,0067	"	traces.	0,0300	traces.
Perte.	"	0,0069	"	"	"	"
Total des sels par litre d'eau minérale. . .	0,0995	0,2360	0,9860	0,8920	1,3566	1,2788

(1) Voyez l'ouvrage de Patissier et Boutron-Charlard.

Dire que nos eaux minérales, même les moins salines sont inefficaces, c'est faire le procès de tous les
médecins qui ont conseillé les sources minérales de
Forges, de Luxeuil et de Spa. Cette comparaison nous
dispense de tout autre argument.

Il s'est glissé dans le langage de quelques écrivains
un abus de mot qu'il convient de signaler. On dit
qu'une source est d'autant plus efficace qu'elle est
plus saline. Distinguons : si l'on veut obtenir un effet
purgatif, l'eau sera d'autant plus efficace qu'elle sera
plus saline en effet ; mais si le liquide minéral doit agir
comme altérant, il deviendra d'autant plus efficace
qu'il sera mieux digéré, plus complétement absorbé.
Eh bien, dans certains cas, des eaux minérales très peu
actives pourront seules être supportées, et pourront
seules, par conséquent, devenir efficaces, tandis que
des sources plus actives seront nuisibles. Dailleurs,
certaines sources peu efficaces par leurs sels peuvent
le devenir par leur haute température, leur acide
carbonique ou leur matière organique.

Nous désapprouvons à cause de cela ceux qui com-
parent les sources de Saint-Nectaire à celles du Mont-
d'Or, et qui prétendent que les premières sont plus
efficaces que les secondes. Elles ne sont pas comparables, elles conviennent dans des cas différents.

Les sources du Mont-d'Or étant très-haut placées
dans l'opinion publique, devaient nécessairement
exciter des jalousies et devenir le but d'attaques exa-

gérées ou inexactes. Aussi quelques praticiens ont-ils
dit que les eaux du Mont-d'Or étaient inactives, tandis que d'autres ont affirmé qu'elles étaient trop stimulantes. Les premiers avaient sans doute des sources plus salines à offrir ; les autres n'ont étudié qu'au
revers de la médaille. Ils ont tenu compte uniquement
de l'action des bains très-chauds, sans étudier les
effets des bains tempérés.

Dans quelques établissements, l'eau étant à une
température peu élevée, les bains agissent surtout par
les sels qu'ils tiennent en dissolution. (Châtelguyon,
Royat, Sainte-Marguerite.)

Ailleurs, les substances salines étant en *mino-
rité*, qu'on nous passe cette expression, il faut, si
l'on veut frapper de grands coups, agir à une haute
température : (Néris, Chaudesaigues, Mont-d'Or.)
Enfin, dans d'autres endroits on peut à volonté, suivant qu'on fera varier la température, agir fortement
par la chaleur ou par les substances salines, ou par les
deux éléments réunis. (Saint-Nectaire, la Bourboule,
Vichy, Châteauneuf.)

On a exagéré l'effet purgatif de quelques sources
minérales de la Basse-Auvergne ; rétablissons les faits
et mesurons la puissance d'action de nos liquides minéraux en les comparant à d'autres sources de l'Europe et de la France.

Les eaux de Châtelguyon, de la Bourboule et de
Saint-Maurice, qui sont les plus laxatives de la Basse-

Auvergne, contiennent cinq ou six fois moins de sels purgatifs que la source de Sedlitz, dix fois moins que l'eau de Pulna ; elles ressemblent davantage aux eaux de Santenay (Côte-d'Or), et de Forbach (Moselle), il suffira de rapprocher les analyses de ces sources pour rendre cette assertion évidente.

NOMS DES SELS.	Santenay.	Châtel-guyon.	Bourboule (Source des Fièvres.)
Carbonate de soude . . .	»	traces.	0,9582
Sulfate de soude.	5,2465	0,5850	1,7766
Chlorure de sodium . . .	4,4185	2,4000	2,7914
Carbonate de magnésie. .	»	0,1660	0,0418
Chlorure de magnesium.	0,1542	0,6250	»
Carbonate de chaux . . .	0,4400	1,2550	0,0139
Sulfate de chaux.	0,2200	0,0800	»
Chlorure de calcium. . .	0,2618	»	»
Alumine.	»	0,0200	0,0278
Carbonate de fer.	»	0,1680	traces.
Silice.	»	»	0,1121
Matière organique. . . .	traces.	traces.	»
Perte	0,0800	0,1550	»
Total des sels par litre d'eau.	8,8008	5,4500	5,7632

Maintenant que nous avons tracé les indications qui doivent diriger dans l'administration des eaux minérales, il nous suffira d'indiquer la composition chimique et la température de ces liquides pour donner aux praticiens le moyen d'appliquer avec discernement les sources qui conviennent le mieux au tempérament et à la maladie de leurs clients.

1er TABLEAU. — SOURCES MINÉRALES DONT LA TEMPÉRATURE N'ATTEINT PAS + 30°,100°.

DÉPARTEMENTS	Puy-de-D.	P.-de-D.	P.-de-D.	P.-de-D.	P.-de-D.	P.-de-D.	P.-de-D.	P.-de-D.	P.-de-D.	P.-de-D.
NOMS DES COMMUNES	Grandrif.	Arlanc.	St-Hippolyte.	Le Chambon.	Châteldon (1).	St-Ours (2).	Châteauneuf.	Sauxillanges.	Clermont.	Chamalières.
NOMS DES SOURCES	Grandrif.	Arlanc.	Enval.	La Pique.	Châteld.	Châteaufort.	La Garenne.	La Roveille.	Jaude.	Les Roches.
ANALYSE CALCULÉE.	Gram.	Gram.	Gram.	Gram.	Gram.	Gram.	Gram.	Gram.	Gram.	Gram.
Bicarbonate de soude. . .	0,0995	0,3840	0,0682	0,5709	0,5560	0,5710	1,5560	2,0577	0,7010	0,5798
Sulfate de soude.	0,0051	"	0,0782	traces.	0,0700	0,2040	0,1200	0,0200	0,7010	0,0890
Chlorure de sodium. . . .	0,0088	0,0440	0,0900	0,0300	0,0430	0,1580	0,1600	0,0600	0,7010	1,3180
Bicarbonate de magnésie .	0,1005	0,1860	0,2750	0,1820	0,1242	0,5460	0,0330	0,0910	0,5640	0,2275
— de chaux. . .	0,3316	0,2090	0,7529	0,5892	0,9539	0,7350	0,5740	0,3448	0,8047	0,3820
— de fer	0,0012	0,0750	0,0546	q^te min.	0,0241	traces.	0,0680	traces?	0,0309	0,0388
Apocrénate de fer.	"	"	"	"	"	"	"	"	traces.	"
Alumine.	"	"	"	"	traces.	"	"	"	"	"
Phosphates terreux. . . .	"	"	"	"	traces.	"	"	"	"	"
Silice.	0,0455	0 ,2500	0,0550	0,0600	0,0562	0,0600	"	0,0550	0,0700	0,0700
Matière organique	"	traces.	traces.	"	0,0300	traces.	"	"	traces.	traces.
Perte.	"	"	0,0550	0,6665	"	"	"	0,1300	0,0310	0,0950
Total des sels par litre.	0,5870	1,1480	1,3849	1,5184	1,8594	2,2720	2,5110	2,7585	2,8096	2,9951
Température.	+10°	froide.	+18°	+12°	+15°	froide.	+19°	froide.	+22°,25	+19°,5
Auteurs des Analyses. . .	BAUDIN.	BARRUEL.	NIVET.	NIVET.	HENRY, BOULAY.	HENRY, BLONDEAU.	VALLET.	NIVET.	NIVET.	NIVET.

(1) L'eau de Châteldon contient en outre des traces de bicarbonate de potasse, de chlorure de magnesium et de sulfate de chaux.
(2) C'est par erreur que dans notre Dict. des eaux minérales nous avons placé la source de Châteaufort dans la comm. de Chapdes-B.

2e TABLEAU. — SOURCES MINÉRALES DONT LA TEMPÉRATURE N'ATTEINT PAS + 30°,100°.

DÉPARTEMENTS	Puy-de-D.	P.-de-D.	P.-de-D.	P.-de-D.	P.-de-D.	P.-de-D.	P.-de-D.	P.-de-D.	P.-de-D.	Allier.
NOMS DES COMMUNES	Beaulieu.	Ternant.	Augnat.	St-Myon.	Courpière	Boudes.	Jose.	Clermont.	Martres-de-Veyre.	Vichy.
NOMS DES SOURCES	Beaulieu (1).	Ternant.	Barrège.	St-Myon.	Le Salé.	Bard (1).	Médague (1).	St-Alyre (2).	Cornet.	Célestins.
ANALYSE CALCULÉE.	Gram.	Gram.	Gram.	Gram.	Gram.	Gram.	Gram.	Gram.	Gram.	Gram.
Bicarbonate de soude. . .	2,5454	1,4990	1,3514	2,1151	2,6154	2,4548	1,4594	0,6910	2,4890	5,5861
Sulfate de soude.	0,1660	0,0600	0,0920	0,1845	0,0594	0,0800	0,4423	0,2895	0,1500	0,2790
Chlorure de sodium. . . .	0,0850	0,7560	0,6650	0,4095	0,0372	0,9510	1,1824	1,2519	1,9480	0,5580
Bicarbonate de magnésie.	0,0910	0,5055	0,2578	0,2750	0,6977	0,2275	0,2457	0,5730	0,5185	0,0732
— de chaux. . .	0,5161	0,6652	0,5460	0,8406	0,7185	0,9772	2,2995	2,5480	0,8909	0,4097
— de fer	0,0277	0,0471	0,0415	0,0762	0,0415	0,0415	0,0554	0,1950	0,0485	0,0150
Apocrénate de fer.	"	"	"	"	traces.	"	"	0,0460	traces.	"
Alumine.	"	"	"	"	"	"	"	"	traces.	"
Silice.	0,0650	0,0900	0,2000	0,0500	0,0750	0,1100	0,1000	0,3900	0,0700	0,0450
Matière organique	traces.	"	traces.	traces.	traces.	traces.	traces.	0,0150	traces.	"
Perte.	0,0510	0,1184	0,0500	0,0906	0,1774	0,1090	0,0815	"	0,2470	"
Total des sels par litre.	3,5252	3,5372	3,6117	4,0395	4,4421	4,9510	5,5658	5,7974	6,1619	6,7640
Température.	froide.	froide.	froide.	+ 14°	+15°,5	+17°,5	+15°	+24°	+25°	+19,75
Auteurs des Analyses. . .	NIVET.	NIVET.	NIVET.	NIVET.	NIVET.	NIVET.	NIVET.	GIRARDIN.	NIVET.	BERTHIER et PUVIS.

1) Les eaux de Beaulieu et de Bard renferment un peu de sels de potasse; celles de Médague, des traces de sulfate de chaux.
2) Nous avons trouvé du carbonate de strontiane dans les dépôts abandonnés par cette source.

3° TABLEAU. — Sources minérales dont la température varie entre + 30° et + 40°,100°.

	Puy-de-D.	P.-de-D.	P.-de-D.	P.-de-D.	P.-de-D.	P.-de-D.	P.-de-D.	Allier.	Allier.	P.-de-D.
Noms des Communes	Château-neuf.	Beaure-gard.	Royat.	Château-neuf.	Royat.	Châtel-guyon.	Murat-le-Quaire.	Vichy.	Vichy.	Saint-Maurice.
Noms des Sources	Cheva-rier.	Rouzat.	Bain de César.	Bain chaud.	Grande-Source.	La Ver-nière.	S. des Fièv. (1).	Hôpital.	Grande-Grille.	Ste-Mar-guerite.
ANALYSE CALCULÉE.	Gram.	Gram.	Gram.	Gram.	Gram.	Gram.	Gram.	Gram.	Gram.	Gram.
Sels de potasse.	»	»	»	traces.	»	»	»	»	»	traces.
Bicarbonate de soude. . .	2,1450	0,5606	1,1455	2,4996	1,1830	traces.	1,5549	5,5861	5,5861	2,9699
Sulfate de soude.	0,2400	0,2850	0,1445	0,4511	0,2250	0,5850	1,7766	0,2790	0,2790	0,2010
Chlorure de sodium. . . .	0,2600	1,0080	1,5557	0,4344	1,7421	2,4000	2,7914	0,5580	0,5580	2,0500
— de magnésium. .	»	traces.	traces.	»	traces.	0,6250	»	»	»	»
Bicarbonate de magnésie.	0,5640	0,0757	0,2200	0,0750	0,4257	0,2460	0,0631	0,0752	0,0752	0,5556
— de chaux. . .	0,5690	1,5939	0,8625	0,4025	1,0203	1,8027	0,0199	0,4097	0,4097	0,9197
— de fer. . . .	traces.	0,0534	0,0415	0,0277	0,0485	0,2228	traces.	0,0150	0,0150	0,0498
Apocrénate de fer.	»	0,0100	traces.	traces.	0,0100	traces.	»	»	»	»
Alumine.	»	»	»	traces.	»	0,0200	0,0278	»	»	traces.
Sulfate de chaux.	»	»	»	»	»	0,0800	»	»	»	»
Silice.	»	0,0850	0,0850	0,0600	0,0860	»	0,1121	0,0450	0,0450	0,1600
Matière organique	»	traces.	traces.	traces.	traces.	»	»	»	»	traces.
Perte.	»	0,1050	0,1548	0,2807	0,2465	0,1550	0,0416	»	»	0,1250
Total des sels par litre.	5,5780	3,4146	4,2095	4,2308	4,9849	6,1525	6,1874	6,7640	6,7640	6,7870
Température.	+30°	+31°	+32°	+58°	+35°	+35°	+51°,5	+35°,25	+39°,18	+32°,75
Auteurs des Analyses. . .	VALLET.	NIVET.	NIVET.	NIVET.	NIVET.	NIVET.	LECOQ.	BERTHIER et PUVIS.	BERTHIER et PUVIS.	NIVET.

(1) La Source des Fièvres (Bourboule) renferme des traces d'hydrosulfate de soude; les fontaines de Chevarier et le Bain-Chaud (Châteauneuf) des traces d'hydrogène sulfuré.

Départements	Allier.	Cantal.	Puy-de-D.	P.-de-D.	P.-de-D.	P.-de-D.	P.-de-D.	P.-de-D.	Allier.	P.-de-D.
Noms des Communes . . .	Néris.	Chaude-saigues.	Mont-d'Or.	Mont-d'Or.	Mont-d'Or.	Saint-Nectaire.	Saint-Nectaire.	Murat-le-Quaire.	Vichy.	Saint-Nectaire.
Noms des Sources	Néris.	Par (1).	Madelei-ne.	Bain de César.	Grand-Bain.	Mont-Cornadou	Source Mandon.	Grand-Bain (1).	Grand-Bassin.	Source Boëte (1).
Analyse calculée.	Gram.	Gram.	Gram.	Gram.	Gram.	Gram.	Gram.	Gram.	Gram.	Gram.
Bicarbonate de soude. . .	0,3700	0,8505	0,5450	0,6550	0,5780	1,1790	2,8550	1,9482	5,5861	2,9299
Sulfate de soude	0,3700	0,0525	0,1160	0,0650	0,1020	0,1010	0,1560	0,2556	0,2790	0,1820
Chlorure de sodium. . . .	0,2000	0,1318	0,2960	0,3800	0,3000	1,5220	2,4200	3,9662	0,5580	2,5150
— de magnesium. .	"	0,0069	"	"	"	"	"	"	"	"
Bicarbonate de magnésie .	"	0,0120	0,1170	0,0910	0,1450	0,1250	0,3640	0,2865	0,0752	0,5048
— de chaux. . .	"	0,0661	0,5390	0,2250	0,4060	0,8670	0,6025	0,0160	0,4097	0,7156
— de fer. . . .	"	0,0152	0,0500	0,0220	0,0180	0,0100	0,0317	traces.	0,0150	0,0480
Apocrénate de fer.	"	"	"	traces.	"	"	"	"	"	"
Alumine	"	"	0,1260	"	0,0610	0,0860	"	0,0435	"	traces.
Silice.	"	0,0800	"	0,2100	0,0790	0,0860	0,1000	0,0667	0,0450	0,1130
Silicates calc. et alcalin. .	0,1700	0,0250	"	"	"	"	"	"	"	"
Matière bitumineuse . . .	"	0,0060	"	"	"	"	"	"	"	"
— organique	traces.	traces.	traces.	traces.	traces.	traces.	traces.	traces.	traces.	traces.
Perte.	"	0,0036	"	"	"	0,0450	"	0,0868	"	0,1670
Total des sels par litre. .	1,1100	1,1976	1,5890	1,6260	1,6890	3,8190	6,5068	6,6695	6,7640	6,9755
Température.	+ 51°	+ 80°	+ 45°,5	+ 45°	+ 40°	+ 40°	+ 37°,2	+ 52°	+ 44°,88	+ 40°
Auteurs des Analyses. .	Berthier	Cheval-lier.	Ber-trand.	Ber-trand.	Ber-trand.	Lecoq.	Berthier	Lecoq.	Berthier et Puvis.	Nivet.

(1) La Source du Par contient, en outre, un peu de sel de potasse; le Grand-Bain de la Bourboule, des traces d'hydrosulfate de soude; la source de Boëte à Saint-Nectaire, un peu de sulfate de chaux.

www.ingramcontent.com/pod-product-compliance
Lightning Source LLC
Chambersburg PA
CBHW060606210326
41519CB00014B/3585